心身の不思議を

謎の症状

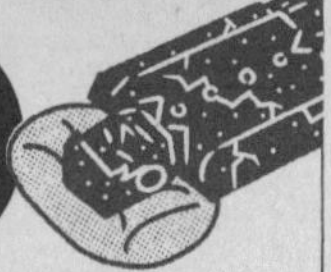

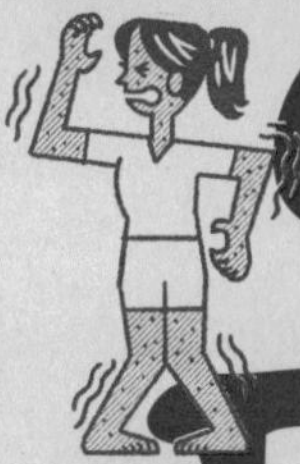

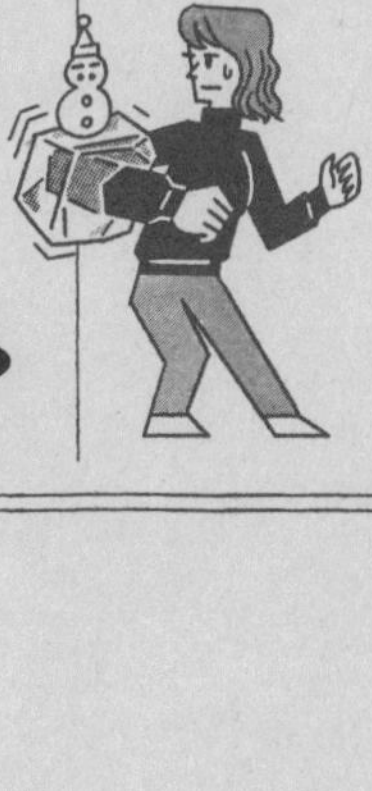

東洋医学からみると？

若林理砂

ミシマ社

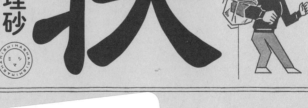

はじめに

「どうしてこうなるんだろ……？」と思うけれど、病院に行くほどのことではないし、行くとしても、いったいどの診療科で受診したらいいのか皆目《かいもく》見当もつかない……という体にまつわるお悩みをお持ちの皆さま。こんにちは、鍼灸師《しんきゅうし》の若林理砂です。

東洋医学を専門とする、鍼灸師や漢方を知っている薬剤師、東洋医学外来の医師なら、そのお悩みに答えを持っているかもしれません。

本書では、ミシマ社のイベント「この症状、『気』のせいですか？？」に寄せられた質問をベースに、さまざまな謎の症状を、東西医学を取り混ぜて解明していっています。

私たち鍼灸師が「謎の症状」に遭遇する確率は非常に高く、おそらく医師よりもかなりの高頻度だと思われます。理由の一つが、問診にかける時間の長さです。

東洋医学ではさまざまな訴えをこと細かに聞いて、それらを総合して治療方針を決めます。なぜなら、まったく関係がないように見える症状であっても、同じ根っこを持っていることが多々あるからです。ですので、小一時間かかる鍼灸の施術中にしゃべりながら問診を続けていることがあります。こうすることで、一見脈絡のない「謎の症状」が、パズルが解けていくようにピタッとはまっていきます。

「謎の症状」を解く鍵は、中国四千年の歴史が育んだ医学古典です。西洋医学はどんどん更新されていく医学ですが、東洋医学は過去の膨大な臨床の蓄積である医学古典を読み解き、その中に似たような症例はないかを探していくのです。

たとえば、「めまいがする、みぞおちがつかえる、口の中が苦く感じることがある」と一般の方が聞いたら、まったく脈絡を感じないでしょうが、我々は医学古典にある「口苦咽乾目眩」「脇下鞕満」（口が苦く喉が渇きめまいがする。肋骨の下部が固く、つかえる感じがする）などの記載を覚えているので、「ああ、小柴《しょうさい》胡《こ》湯《とう》を飲めば治るな」と瞬間的に判断できるのです。

また、「謎の症状」の中には、西洋医学的に解明されているものも少なくありません。それらに対しては、西洋医学的・東洋医学的な解答の両方を提示しています。これは、現代に生きる鍼灸師には必須のスキルです。「これはまずいぞ」という症状に遭遇した際に現代医学の医師と連携ができるよう、共通言語となる西洋医学の基礎を学んでいるからできることです。

本書は読み進むほど、謎が深い症状が登場するようになっています。体にまつわる「なんじゃこりゃ!?」に東洋医学がどんな答えを出していくか、楽しんでいただければ幸いです。

目次

第2章

食うの謎

第3章

動くの謎

第4章

皮膚の謎

第5章 出もの腫れものの謎

第6章

心の謎

第7章

クセの謎

第8章

とにかく謎！

体質診断

本来の診察や治療には、目の前の患者さんを見て、触って、声を聴いて、場合によっては匂いもかいで、といった情報が不可欠です。しかし本書の謎の症状は、テキストで寄せられており、その限られた情報から謎を解き明かしていくにあたり、相談者の「体質」を明記してもらうようにしました。

次ページのチャートは、拙著『絶対に死ぬ私たちがこれだけは知っておきたい健康の話』にも掲載したもので、「冷」か「熱」、「乾」か「湿」の組み合わせで次の四タイプが決まります。

A&D↓冷湿タイプ　A&C↓冷乾タイプ
B&D↓熱湿タイプ　B&C↓熱乾タイプ

だいぶ簡略化された判定ですが、読み進めるご参考に、ご自身の体質もチェックしてみてください。また各タイプの解説は第3章末のコラムをご覧ください。

冷熱診断　Aが多い人は「冷」、Bが多い人は「熱」です。AとBが同数の場合、点線の枠内に多くチェックがついているほうを採用します。

Ⓐ

- □ 手足の先が冷たい
- □ 舌が白っぽい
- □ 顔色が白い
- □ 寒さに弱い
- □ お小水の色が薄い

チェックの数＿＿個

- □ 冷えると下痢や便秘をしやすい
- □ 手足は温かいが、おなかや腰は冷たい
- □ しもやけが出ることがある
- □ 寒いと同時にのぼせを感じる
- □ ちょっとしたことで驚いたり、恐がったりする

チェックの数＿＿個

Ⓑ

- □ 全体が熱っぽい
- □ 舌が赤く薄く表面が割れたりする
- □ 顔が紅潮する
- □ 暑さに弱く、夏は冷房を強めにかける
- □ お小水の色が濃い

チェックの数＿＿個

- □ 肉類で便秘になる
- □ 腸内や胃内にガスが多い
- □ 夢が多くうなされる
- □ イライラしたり怒りっぽくなったりする
- □ 熱感があるのに汗が出ない

チェックの数＿＿個

乾湿診断

Cが多い人は「乾」、Dが多い人は「湿」です。CとDが同数の場合、点線の枠内に多くチェックがついているほうを採用します。

Ⓒ

- □ 目が乾く
- □ 足がつりやすい
- □ 皮膚が乾く
- □ 爪が乾いて割れやすい
- □ 夏でも洗顔後に肌がつっぱる
- □ 冬に手の甲やかかと、指先が荒れる

チェックの数＿＿個

- □ 髪がパサつき、パラパラしたフケが出る
- □ 唇が割れる
- □ 舌・口・鼻が乾く
- □ 便秘でかたい便が出る
- □ 声がかすれ、空ぜきが出る
- □ 舌は濃い赤で苔が無いか薄く黄色い

チェックの数＿＿個

Ⓓ

- □ むくむ
- □ 舌がぽってりと厚い
- □ 体が重くだるい
- □ 汗をかきやすい
- □ 雨の日に体調が悪くなる
- □ おなかがゴロゴロしやすい

チェックの数＿＿個

- □ 口中がねばつき、舌の苔が厚く、色にかかわらず多い
- □ 湿疹が出て化膿しやすい
- □ 目やに、たんが多く出る
- □ 排便がベタつく
- □ むくむのに肌の表面は乾く
- □ 頭皮がベタつき湿ったフケが出る

チェックの数＿＿個

本書に出てくる経穴

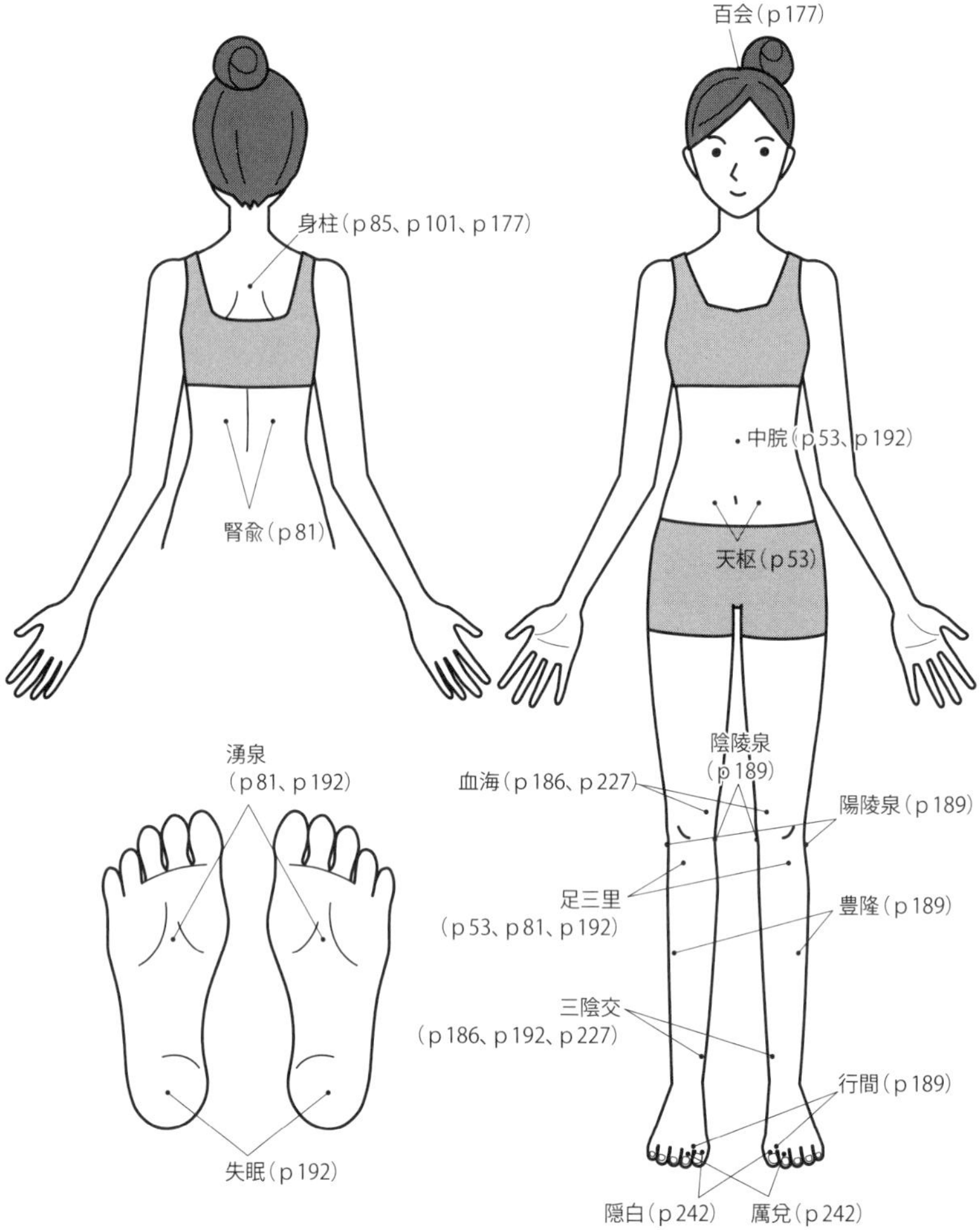

ペットボトル温灸：ホット用ペットボトルに３分の１は水道水、３分の２は熱いお湯を入れ、経穴に当てる。「アチッ」となったら離すのを３～５回繰り返す。

爪楊枝鍼：爪楊枝20本ほどを輪ゴムで束ねたものを、経穴に軽く押し当て、離すのを数回繰り返す。あるいは経絡や経穴付近を軽くトントン叩いて刺激する。

第1章

寝るの謎

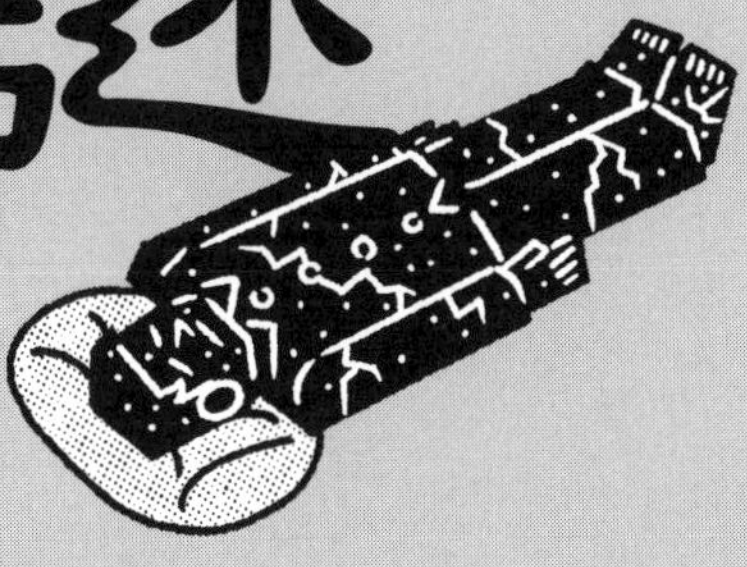

寝ることの不調は、体内の気や血液が時間どおりに動いてくれているかに関連しています。不調に陥《おちい》るときは、そのリズムが崩れていることが多いのです。

症状

寝ている間に体が固まってしまいます

（冷湿タイプ、20代、女性）

朝起きると、首から背中にかけて体が固まっていて、ひどいときには痛みを感じることもあります。昼間に机に向かって本を読んだり、パソコンを使ったりしていることが多いです。また、ベストな枕の高さもよくわかっていません。

横になるという姿勢を、まずどういう状態なのか考えることから始めてみましょうね。布団の上で寝る状態は重力に抗《あらが》う必要がありません。ほぼ水平なので、力を入れなくてもその状態でいられます。立っているときは、重力で地面に引きつけられまいとして無意識にしっかりと体に力を入れてその状態を維持しているわけです。

ですが、質問者さんはそんな重力に抗うことがないはずの、寝ている状態のときに、体が固まってしまうとおっしゃる。これは睡眠中に力んでいることを示しています。

何か心配事だったり、ムカムカするようなことはありませんか？　最近。なんらかのストレスがあって、寝ているのに力が抜けなくなっている。寝ている最中に体が固まる最大の理由はそこです。

これを東洋医学的な名称では「気滞《きたい》」と言います。夜寝ている間は体の中のエネルギーの動きが鈍くなるのが普通なのですが、それでもゆっくり動いてはいます。これが、ストレスがかかると四六時中渋滞するようになり、寝ている間にそもそもゆっくりになる気の動きがほぼ停止。これで気血の巡りが停滞してカチカチに固まる……という仕組みです。

ストレスを直接取り除けるならそれが一番いいのですが、現代におけるストレスは、たいていの場合、人間関係に端を発するのです。これは、そうそう簡単に取り除けるものではありません。自分がいる環境ごと取り替えないとどうにもならないことが多くて、転職や転校など大掛かりなアクションが必要になることがほとんどですからね。

こういう場合は、一日に十分程度でいいから強度の高い運動をすると改善することが多いです。いろんな治療とか寝具の選び方とか、特別な生活習慣の処方は必要がなくて、ごく単純な運動習慣をつけるだけでけっこう改善してしまいます。

運動すること……ここだけを避けようとして改善しない人がたくさんいるのですけどね。ちなみに東洋医学的な気滞の解消方法は散歩であり、体を動かして人と関わって会話することなのですよ。ラジオ体操だけでいいから、朝一回行うことから始めてみてほしいです。

症状

仰向けで寝られません

（冷乾タイプ、20代、女性）

いつも、横向きで、背中を丸めて眠ります。背筋が丸くなるし良くないのかなと思うのですが、仰向けだと落ち着きません。やはり仰向けで眠るべきでしょうか？　また、どうやったら仰向けでも眠れるでしょうか？

夜中に寝返り打てていますか？

夜中もものすごく活発に動くのが乳幼児なのですが、これは陽気（体内で熱などを作ったり、体を活発化する気のこと）が強いので夜中でも気の動きが大人よりずっと激しいため、それに釣られて寝ていても活発に筋肉が動くのです。逆に、老人はほとんど動かなくなります。

この「仰向けで寝られない」というご質問を、これまでにも何度か受けたことがあるのですが、最初の頃はいったい何を問題に感じているのかがわからなかったのです。何度か対話してみてわかったことは、「寝ているときの姿勢が正しくないと体がおかしくなる」と考えている方が一定数いるということでした。

私自身、寝入る際は横向きになっていることが多いですし、それについてまったく問題を感じたことはありません。理由は、夜中に動いているのが明確だからなんですね。みなさん、寝返りはきちんと打っているはずなのです。

なぜなら、同じ姿勢で朝まで動かずだったら、褥瘡《じょくそう》（床ずれ）みたいな状態になりかねないからです。寝たきりの方は寝返りが打てないため、体の同じところに圧がかかり、そのうちそこが壊死《えし》してきます。これを防ぐため、二時間以内に人工的に寝返りをさせます。

ところで、質問者さん、褥瘡はないですよね？　ということは、夜中、動いていらっしゃるということなのです。おそらく、寝入るときに仰向けが苦手というだけであって、寝ている最中に仰向けの姿勢も経てゴロンゴロンと転がっていると考えられます。そうじゃなかったらあちこち圧力がかかって、どんなに丈夫な方でも痛みが発生しますからね。

睡眠中に自由に動けているかどうかのほうが、就寝時の姿勢よりずっと大切なことです。寝床の広さ、落ちないで寝返りが打てる環境など、そちらを気にしてあげてください。自由に動けていれば、寝ているときの姿勢のせいで背中が丸まってしまうということは、ありません。安心してくださいね。

症状

眠ろうとすると眠れず、寝てはいけないときに眠くなります

（冷湿タイプ、20代、男性）

とにかく眠りに関するすべてが苦手です。学生時代から「明日早いからもう寝よう」と思うと全然眠れず、「この課題を朝までに終わらせないとヤバい」というときにかぎって、いつの間にか寝てしまっています。睡眠時間は六時間前後確保していますが、朝起きると寝る前より全身がだるくなっていて、「これなら寝ないほうがマシではないか？」と思います。眠りの質が悪いためか、日中に強烈な睡魔がおそってくることがあります。

相談者さんの体重と体脂肪率がどの程度なのか知りたいところです。体重が重すぎると、呼吸が苦しくてうまく眠れない現象が出やすくなるからです。寝ようとすると眠れず、眠りたくないときに眠ってしまう……これは不眠を訴える方によくあるパターンです。

ところで、日中のお仕事はデスクワークでしょうか？　一日どのくらい歩いていますか？　寝ようと思ったときに「さあ寝るぞ寝るぞ寝るぞ！」と意気込んでしまうと、脳が興奮して臨戦態勢のような状態に陥り、まったく眠れなくなります。ですので、自然に眠くなるように仕向けないとならないのですが、そのためには、「肉体疲労」が必要なのです。頭脳労働だけだと絶対眠れません。

漫画家の西原《さいばら》理恵子さんが、夏休み中の男の子たちを「水につけて弱らせる」といって、プールにつけて夜は早く寝るように仕向ける……という子育て漫画を描いていらしたのですが、まさにこのとおりで、体を疲れさせないと自然な睡眠は訪れません。

とくに、眠ろうとしても眠れず、寝てはいけない場面で寝てしまうという場合、脳の働きが睡眠を阻害《そがい》しています。交感神経優位になっているんですね。この場合、日中ガッツリ体を動かして、太古の昔、狩りに出かけたり、敵と戦っていたりした頃のような交感神経優位に振り切って、そのあと反動で副交感神経が働くようにスイッチングさせてやらないとうまく眠りに入らないのです。なので、相談者さんがやってみるべきは、

1．休日にいつもと同じ時間に目を覚ます。食事間隔も平日と同じにする

2．近所のジムやプールに行って一時間以上運動する

3. 昼寝をしない
4. 夜眠くなったら寝る

これを、休日ごとに繰り返してみてください。

この状況を東洋医学的に考えると、水が滞って気が滞り、これにより夜中にきちんと陰気（体内で放熱する働きをしたり、体をゆったりさせたりする気のこと）が体の中に収まらないことが原因とされます。東洋医学の重要な古典にこんな一節があります。

黄帝内経　霊枢　大惑論第八十

黄帝曰。人之多臥者、何氣使然。
岐伯曰。此人腸胃大而皮膚濕、而分肉不解焉。腸胃大、則衛氣留久、皮膚濕、則分肉不解、其行遲。夫衛氣者、晝日常行於陽、夜行於陰、故陽氣盡則臥、陰氣盡則寤、故腸胃大、則衛氣行留久、皮膚濕、分肉不解、則行遲、留於陰也久、其氣不精、則欲瞑。故多臥矣。其腸胃小、皮膚滑以緩、分肉解利、衛氣之留於陽也久。故少瞑焉。

現代語訳

黄帝は問うた。病気でもないのに眠たがっているのはどうしてか？

岐伯は答えた。これは胃腸が大きく皮膚が湿っていて皮膚と皮下組織のゆるみも悪い人です。胃腸が大きければその中に衛気《えき》が留まる時間が長くなります。また皮膚と皮下組織のゆるみが悪く気血の流れが悪ければ衛気の巡行が渋滞します。通常、衛気は昼は陽の部分を巡り、夜は陰の部分を巡るもので、衛気が陰に入れば眠り、陽に出れば目が覚めます。胃腸が大きいために衛気は久しく中に留まり、そのために皮膚が湿気ていて気血の流れも悪く、その結果衛気の巡りが遅れて陰の部分に長く留まり、正常に巡らずにいつも眠たい。

もし胃腸が小さく、皮膚も滑らかで緊張しておらず、気血の流れも良ければ、衛気は陽に留まる時間が長くなるので眠くはならない。

衛気は皮膚の表面を素早く巡る気で、これが体表と体内を行き来します。眠るときは衛気が体内に速やかに格納されるわけなのですが、それがうまくいかないと眠れません。目が覚めるときは反対に衛気が体表面に出てくるのですが、これもうまくいかないのでいつまでも眠いというわけです。

どうやって治すのかといえば、湿気が問題になるので、運動して水捌《みずは》けをよくすることで解決していきます。

症状

二度寝がやめられません

（冷乾タイプ、30代、女性）

朝が本当に弱くて、目覚めても一時間近く起き上がることができません。気づいたら二度寝、三度寝しています。冬はとくにしんどくて起きられません。ぱっと起きられるようになるにはどうしたら良いでしょうか？

二度寝、気持ちいいですよね。

相談者さん、冬のほうがしんどいと書かれていらっしゃいました。人間という種族は、冬は夏より長く寝るようになります。どうもそういう設計の動物らしいのですが、さらに二度寝三度寝をしてしまうとのこと。子どもの頃からずっと二度寝体質で生きてこられた方だとすると、ひょっとすると体がもともと持っている生活リズムが夜型である確率が高いと思います。

　全人類の一割程度だそうなのですが、生まれ持った遺伝子で生活リズムが夜型と決まっている人がいるのです。「私って夜型でー」とおっしゃっている方には、単に夜遅く寝て朝起きられないだけの後天的に作られた夜型がたくさん含まれていますが、生まれつき遺伝子の型で決まっているのが本当の夜型です。

　この方々はマイノリティなので、幼少期から朝型の生活習慣に合わせて生きていかざるをえない状況にさらされています。ですので、昼間は学校でずっとぼんやり気味、夜は寝たくないのに布団に放り込まれるという、ちょっとかわいそうな状態で子ども時代を過ごしていきます。そして、成人して就職する頃には、自分の特性に合わせて、早い時間に起きないですむようなクリエイター系の仕事や、フレックスタイム制が導入されている会社をねらって入社するなどしている方が多いようです。

　あまりにも目が覚めないということなら、一度睡眠外来で「本当の夜型」であるかどうかを調べてもらってもいいのではないかと思われます（※1）。体質を知ったからといって、ガラッと良くなる治療法があるわけでもないのですが、自分の二度寝癖が怠惰《たいだ》からきているのではなくて生まれつきだとわかるだけでもだいぶ気が楽になるはずです。

東洋医学的な話をすると、こちらの相談者さんと先ほどの「眠ろうとすると眠れず、寝てはいけないときに眠くなります」という方は、同じメカニズムが別の原因で起こっていると考えます。

冷乾タイプなので、そもそも体内に気が少なく、とくに陽気が足りないタイプです。衛気は陽気の一種なので、量がそもそも少ないので体内に入る量が少なく眠りが浅くなりがちで、しかも衛気が体内に入ったら入ったで今度は表に出てくるパワーが足りず、目が覚めない……ということなのです。

このタイプの場合は、気血を増やす食事を摂りつつ、少量の運動を重ねて筋力をつけていって、気血の器であるボディそのものを拡張して改善を図っていきます。

※1　こんなサイト（http://www.sleepmed.jp/q/meq/）もあります。国立精神・神経医療研究センター・三島和夫先生の研究グループが運営しているサイトです。簡易的な質問で夜型・朝型のどちらの傾向が強いかを判定できます。

症状 いびきがひどすぎて、家族が同じ部屋で寝てくれません

（冷湿タイプ、40代、男性）

大きな音でいびきをかいているようで、同じ部屋で寝る人に申し訳なく、旅行先などでも困ってしまいます。自分自身もおそらく睡眠が浅いせいで、寝起きが悪いです。

私の祖父がこのタイプでしたね。吸うときも吐くときも音が出る往復いびきをかいて寝ていました。慣れてしまえばわりと聞こえないものなのですが、たまに私の気がたって眠りが浅い日などは、いびきの音がうるさすぎて眠れないことがありました。

いびきは鼻の奥、喉の上のほうで鳴る音です。舌でずーっと上《うわ》あごを喉のほうへなぞっていくと、硬いところから柔らかいところへ移行しますが、ここを軟口蓋《なんこうがい》と言います。ここが喉の奥のほうへ下がってしまうか、舌が喉の奥のほうへ落ち込むかすると呼吸に従っ

て震えてしまい、いびきが出る仕組みになっています。

舌や軟口蓋がガッチリ落ち込んでしまうと空気が通る隙間がなくなり、一瞬窒息してしまいます。これを睡眠時無呼吸症候群といって、通常数秒〜十数秒で復帰するのですが、日中眠気に襲われたり、注意力が散漫になったりするため治療が必要です。

いびきがうるさすぎて眠れない夜。祖父の頭を小突《こづ》いて方向を変え、いびきがおさまるように仕向けたりしたことがありました。頭のちょっとした角度でいびきの音が小さくなるのですよ。ですので、枕の高さがあっているかどうかをまず確認しましょう。高い枕が好きな人は、あごが胸につく方向に首が曲がって寝ている場合があり、これは気道が狭くなるので余計にいびきが出やすくなります。逆に、あごが上がるような形にしてやるといびきが止まりやすくなります。

東洋医学ではいびきは「鼾」と書きます。

❀諸病源候論　巻之三十一　癭瘤等病諸候　鼾眠候❀

鼾眠者、眠裏喉咽間有聲也。人喉嚨、氣上下也、氣血若調、雖寤寐不妨宣暢。氣有不和、則衝擊喉咽而作聲也。其有肥人眠作聲者、但肥人氣血沉厚、迫隘喉間、澀而不利亦作聲。

✿現代語訳✿

いびきとは、睡眠時に喉と喉の間で鳴る音のことです。気血の調和がとれていれば、のびのびとした眠りを妨げることはないが、気の調和がとれていなければ、咽喉と咽頭に衝撃を与えるので、音を立てることになる。太った人が、寝て音が出るのは、太った人の血は重く濃く、咽喉を無理に収斂《しゅうれん》して通りを悪くするためである。

大昔から、太った人にはいびきが多いと観察されていたのがよくわかります。ですから、まず、いびきが多くて太っている人はダイエットしないとなりませんね。

そして、血が濃くて重いので沈んで喉を圧迫するのだと書かれていますが、これは瘀血《おけつ》や痰飲《たんいん》という状態です。肥甘厚味《ひかんこうみ》と呼ばれる、脂っこいもの・甘いもの・味の濃いものをたくさん食べるとこの状態になるのですが、肥満の原因とイコールなのが面白いところです。アルコールもここに含まれるのですが、西洋医学的にもアルコールは喉の周りの筋肉のテンションを下げてしまい、これによって気道が塞《ふさ》がりやすくなり、いびきの原因になるとしています。
枕の高さをまずは調節し、さらに、肥甘厚味を避けて家族と一緒に眠れるようになるまでがんばってみましょうね。

症状 びっくりするほど目やにが出ます

（熱湿タイプ、5歳、男性）

五歳の男の子なのですが、朝起きてきたときに、まつげがバリバリになるくらいに目やにがついていることがあります。

目やには、目の新陳代謝で追い出された老廃物なのですが、子どもの場合、活発に代謝しているため、もともと多く出るものなのですよ。
ですが、「びっくりするほど」というくらいなので、これはなんとなく状態の想像がつきますね。そこらで拾ってきた野良猫みたいな状況でしょう。朝起きたら、目やにで目が張り付いて開けにくいくらいになっていたりするのではないですか？

これは、鼻から目に抜ける管である鼻涙管《びるいかん》が詰まっている可能性がありますね。この場合は、涙とともに鼻に流れ込んでいくべき老廃物が流れずに、目の周りで固まってしまっているのだと思います。

もしくは、年がら年中鼻水が出ている子だったりしませんか？　もしそうだとすると、子どもの鼻涙管は短いので、鼻水が逆流している可能性もなきにしもあらず。いずれにせよ、これは耳鼻科の範疇《はんちゅう》なので、一回診てもらったらいいと思います。

東洋医学では、目は肝の状態を表す場所とされています（詳細は本章末のコラム「五行説と五臓五腑について」参照）。肝に熱があると気が燻《いぶ》されて突き上がってきて、涙液が出るところを熱して渋滞させるから目やにができるのだとしています。

✿諸病源候論　巻之二十八　目病諸候　目眵矇候✿

目、是腑臓之精華、肝之外候。夫目、上液之道、腑臓有熱、氣熏於肝、衝發於目眥瞼、使液道熱澁、滞結成眵矇也。

❀現代語訳❀

目は臓腑の表れで、肝臓の出張所のようなものだ。目は液体が上がっていく道で、臓腑に熱があれば気は肝を燻し、それがまぶたに上がってきて涙が出る道を熱して渋滞させ、目やにを作る。

肝の気は外に上に伸びていく力を持っていて、さまざまなものの持つ「勢い」を体現していると考えられています。子どもはこれから成長していくところなので、肝気がかなり強力な状態になっているのが普通なのです。このため、とくになんの問題もなくとも気が頭の方向に上りやすく、顔が真っ赤になったり、鼻血が出たりなど、体の上のほうに問題が出やすいのです。

肝気が強くて熱ができやすい特徴がある子どもたちの体に、さらに湿気をたっぷり与えるとベタベタドロドロした感じになりそうなのが想像つきますでしょうか？　ねっとりしっとりさせるにはどうしたらいいかというと……いびきのところに出てきた、肥甘厚味を与えればよろしいわけですね！

ということなので、思い当たる節があればお子さんの食事内容に気をつけて、肝気を発散させるためにしっかり運動させせることで改善していきましょう。ちなみに、大人で目やにが多い人も同様の考え方で改善しますよ。

症状 たくさん眠っても、疲れが取れません

（熱乾タイプ、40代、女性）

平均して七〜八時間は寝ているのですが、朝起きても疲れた感じが抜けません。できるだけ寝る前に食事をしない、スマホを見ないなど、気をつけてはいるのですが……。

早く就寝して、睡眠時間を長くとれば疲れが取れるかというと、そういうものでもありません。たまに、「早く寝ようと九時に寝ているのですが、途中覚醒します」とおっしゃる方がいるのですが、この場合の途中覚醒がどの時間帯なのかを聞いてみたら「三〜四時頃です」とのこと。そこまでですでに七時間ほど経過しているので、大人なら目が覚めて

も当たり前の時間です。これは途中覚醒ではなく、必要なだけ睡眠をとったから目が覚めただけです。

全世界的に睡眠時間をどのくらいとっているかの統計をみてみると、だいたいどの民族でも七〜八時間とっているそうです。どうも人間という種族はおよそ七時間以上の睡眠が必要な様子です。

ですが、日本人は六〜七時間の人が多く、睡眠不足の傾向があります。睡眠時間が短くても深く眠れれば……と言われるのですが、この睡眠の深さというのが問題なのですよ。おそらく相談者さんの睡眠は浅い状態で、それが長時間続くのでうまく疲れが取れないのでしょう。

ところで相談者さん、運動習慣はありますか。

「先生、また運動？　運動運動うるさいんだけど」と言われそうですが、そうです、また運動の話です。現代人は頭脳労働者が多いので、脳が疲れているけれど体はほとんど疲労していないという現象が起こりやすいのです。この場合、深く眠れず、朝起きてもだるいだけという現象が発生します。解決策は、適度な運動を午前中にはさむことなのです。それも、心拍数と呼吸数が上がるようなのを短時間です。

私はこのような場合、「五分ラン」をおすすめしています。五分だけ外を走るのです。

ちょっと息が上がって脈拍も上がるような速度で行います。これによって一回交感神経優位に振り切ってやります。また、寝る二時間前くらいにバスタブに浸かるのも大切です。入浴で一回体温を上げると、その後きちんと体温が下がり、入眠しやすくなります。この二つで意外なくらい体が楽になり、深めの睡眠がうまくとれるようになりますから試してみてください。

東洋医学的に見立てる場合は、「眠ろうとすると眠れず、寝てはいけないときに眠くなります」の方と同じように、衛気の巡りがおかしいと考えるのが妥当だと思われます。現代人は運動して気血を巡らせたり、発汗して津液《しんえき》（体内の水分）の発散をしたりが足らない人が多いのでしょうね。寝ても疲れが取れないという訴え、とても多い症状です。運動して、よく寝るといいですよ。

症状

眠くないのにあくびが出ます

（熱湿タイプ、70代、男性）

早寝早起きの生活で、睡眠も足りていて、日中に眠気を感じているわけではないのですが、しょっちゅうあくびが出ます。

眠くなくてもあくび、出ることとありますね。犬とか猫とか、人の顔見ながらやたら大きなあくびをすることがあるでしょう？　あれは、他の動物にじっと見つめられるというストレスを緩和するためにあくびをするのだそうです。

野生動物にとって、真っ直ぐに目を合わせてじっと見つめるという行為は、これからお前と戦うぞという意思の表明になるのだそうで。どちらかが目力で勝った場合は、負けたほうが目を逸《そ》らせておしまいになるんだそうです。なので、人間でも緊張状態が続くと急にあくびをしたくなることがあるようです。

これ以外に、酸欠状態になると自動的にあくびが増えるシステムが人間の体には備わっています。新型コロナウイルス感染症が増えて、室内の二酸化炭素濃度をチェックする機械を導入する学校などが増えましたが、データを見た私は、思いのほか、教室内は二酸化炭素濃度が高くなるのだなと感じました。

授業中にあくびが出るのは、つまらないから眠くなってあくびが出るだけではなく、二酸化炭素濃度の上昇によって酸素をもう少したくさん取り込もうと、体があくびをすることを要求していることもあるのだろうなあと、はるか昔の学生時代を思い出して妙に感慨深くなったのでした。みんなのあくびは、しっかり換気すれば止まったのだなあ、と。

✿黄帝内経　素問　宣明五気篇第二十三✿

五氣所病、心為噫、肺為欬、肝為語、脾為呑、腎為欠為嚏、胃為氣逆為噦為恐、大腸小腸為泄、下焦溢為水、膀胱不利為癃、不約為遺溺、膽為怒、是謂五病。

✿現代語訳✿

五臓がそれぞれ病む場合、心はゲップ、肺は咳、肝はよく喋る、脾は胸焼け、腎はあくびとくしゃみ、胃は気がさかまいてしゃっくりを出し、怖がる。大腸や小腸は下痢、下焦

（臍《へそ》から下）が溢れればむくんで、膀胱が詰まればお小水が出なくなり、締まりがなければお漏らしをし、胆は怒りまくる。これを五病という。

ここには、腎が病むとあくびとくしゃみが出ると書かれています。この段はちょっと面白くて、内臓のどれが悪いとどうなるかが書かれていて、肝気がおかしいと喋りまくって、胆《たん》がおかしいと怒りまくるというのがなんとも面白いところです。ゲップとか胸焼けとかあくびと同列に喋りまくる・怒りまくるが論じられているわけです。

✿鍼灸聚英　十二経脈歌✿

手太陰肺中焦生。（中略）……欠伸少氣不足息。
胃足陽明交鼻起。（中略）……是動欠伸面顔黒。

✿現代語訳✿

手の太陰肺経は中焦（胃）に生じる。……気が足らないと、息が足らなくなってあくび

が出るようになる。
足の陽明胃経は鼻に交わるように起こる。……動揺すればあくびがよく出て顔色が黒くなる。

『鍼灸聚英』には、気が足らないと息がたくさん吸えなくなるので、その場合はあくびが出るということと、胃の経絡が変動するとあくびがよく出るようになって顔色が黒っぽくなる、と書かれています。

このほかには、風病《ふうびょう》にかかるとあくびが出るとも書かれており、東洋医学的にも、あくびは複数の原因で起こると考えられているわけです。

コラム　五行説と五臓五腑について

五行説は、中国思想の根幹をなすものです。陰陽論とともに語られることが多いのですが、もともとは別個のもので、陰陽論のほうははるかに古く、どのあたりが起源なのかも正確なところはよくわかりません。

五行説のおおもとになっているのは、木火土金水の五つのエレメントで世界のあらゆるものを分類しようとした思想です。初出は春秋戦国時代に成立した『尚書』の「洪範」であるとされます。

もともとは農業や海の水から塩を得ることなどの生活に密着した事柄から生まれた考え方で、このイメージを世界のすべてに敷衍《ふえん》していきましたが、まだ各エレメントが関連づいて影響し合う考えには至っていません。

その頃の五行の考え方は、中央に土を置いて、火・金・水・木がそれぞれ土のエレメントと相互にやり取りをしているイメージです（図A）。

現在の五行説に特徴的である、エネルギーの循環を組み込んだのが鄒衍《すうえん》（紀元前三〇五年頃－紀元前二四〇年）と劉歆《りゅうきん》（？－二三年）です。

中央に土を配置せず、他の四つのエレメントと同格にしています。そして、ジャンケンするように勝ち負けを争う関係（相剋）と、エネルギーを与え合う関係（相生）によってそれぞれが影響し合う関係性を持つようになります（図B）。

相剋：木剋土、土剋水、水剋火、火剋金、金剋木
相生：木生火、火生土、土生金、金生水、水生木

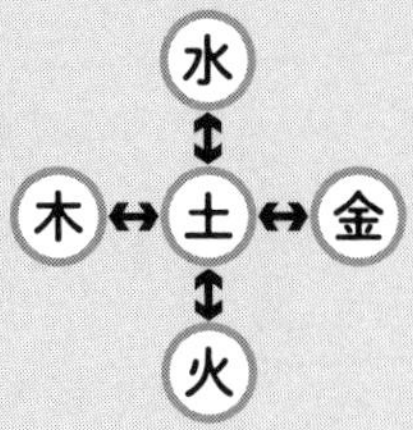
水
木
土
金
火
図A

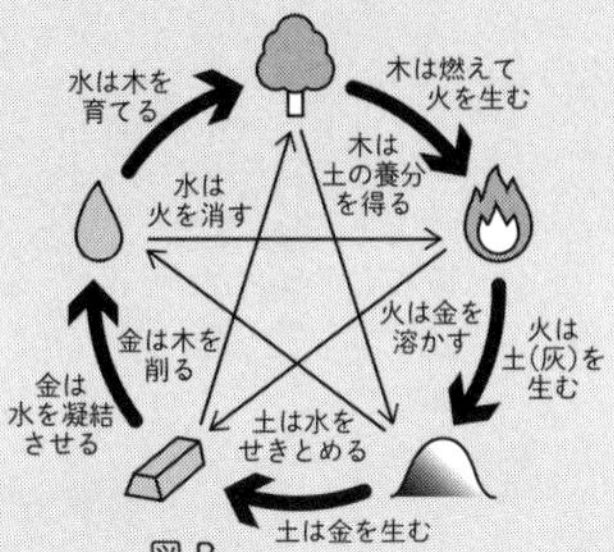
水は木を育てる
木は燃えて火を生む
木は土の養分を得る
水は火を消す
火は金を溶かす
火は土(灰)を生む
金は木を削る
金は水を凝結させる
土は水をせきとめる
土は金を生む
図B

中国古代医学は、あるときにこの考え方を人体の仕組みを説明するのに取り込んだため、現在のような形になります。それを表しているのが「五行の色体表」です。

下図のように、五行を体内のさまざまなものに当てはめ、分類しています。この分類と、先ほどの図で表されている関係性を合わせて、病気が発生する仕組みを読み解いています。

五行	木	火	土	金	水
五臓（ごぞう）	肝	心	脾	肺	腎
五腑（ごふ）	胆	小腸	胃	大腸	膀胱
五官（ごかん）	目	舌	口	鼻	耳
五味（ごみ）	酸	苦	甘	辛	鹹
五主（ごしゅ）	筋	血脈	肌肉	皮毛	骨
五志（ごし）	怒	喜	思	悲	恐
五華（ごか）	爪	顔	唇	毛	髪
五季（ごき）	春	夏	長夏	秋	冬

五行の色体表

本書にある「肝」「胆」などの、東洋医学における臓腑は、現代の私たちが知っている肝臓・胆のうなどの解剖学的臓器ではありません。これは、海の向こうから西洋医学、蘭方が入って来た際に、医学用語の翻訳に一部の東洋医学用語を当てはめたことが原因です。

ですので、古代、臓器がそれぞれ司っていると考えられていた働きと、現代医学で確認されている臓器の働きではかなり違っているということを頭の片隅に置きつつ、本書を読み進めていただければ幸いです。

臓腑とセットで呼ばれますが、臓は中身の詰まった実質性臓器、腑は中空の臓器のことを指しています。陰陽でわけると、臓は身が詰まって重いため陰、腑は中身が空っぽで軽いため陽に分類されます。

五行でも臓腑は分類されています。五臓五腑は、それぞれ同じ五行に配当されているものをセットとして考えます。そして、腑のほうは消化器と排泄器官なので、重要な働きは臓にあると考えられています。

前頁の五行の色体表を見ていきましょう。「木」と書かれているところに縦に入っている「胆・目・酸・筋・怒・爪」は、すべて肝の支配下にあり、肝に異常が起こった場合はこれらの部位に異常が発生するとされています。

胆のうは肝機能がおかしくなると異常が発生するかもしれないのはわかりますが、それ以外の事柄に関しては現代医学ではまったく関連づけられていません。けれども東洋医学では、肝以外の臓に関しても、縦に配列されている事柄はその臓に関連づけて捉えます。

五季はそれぞれ季節が配当されているのですが、季節の動きも臓腑に関連づけられています。春先は肝気が強くなりやすいので怒りが発生しやすいとか、長夏（梅雨と秋の長雨の湿気のある時期）には胃の調子が悪くなりやすいとか、そんな経験はありませんか。五季が五臓に配当されるのは、古代人は気象が人体に及ぼす影響を知っていたためだと考えられます。古代人は、気象病にも気づいていたのです。

第2章

食うの謎

食事の不調は、脾胃の気が不足しているか、過剰であるかのどちらかで発生することが多く、現代人では主にストレスの関与が多くみられます。

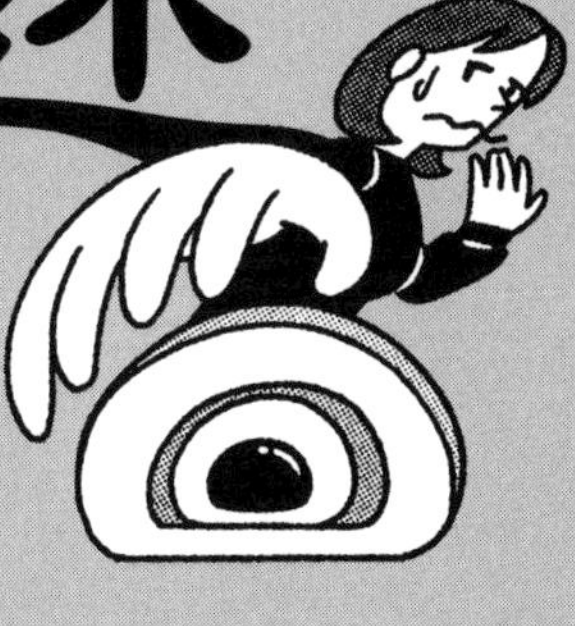

症状

朝、まったくおなかがすきません

（熱乾タイプ、30代、女性）

朝ご飯を食べたほうが、日中のエネルギーも湧くし、体にいいのだろうな……と頭では理解しているのですが、朝、まったく空腹を感じません。

何時くらいに就寝なさっていますか。ものすごく遅く布団に入っていたりしませんか。前日の晩御飯、何時頃に召し上がっていますか。

熱乾タイプの方は、寝るのがもったいない、食事時間を確保するのがもったいない……と、夜遅くまで仕事や趣味に勤《いそ》しんでいる方が多いのです。標準的な時間帯、八時くらいまでに夕食を摂って、十二時前に寝て、翌朝七時頃までに起きるなら、食事と食事の間は十一時間〜十二時間ほどあきますね。

だいたい、食事と食事の間隔が四〜七時間ほどあくと空腹を感じるようになるのですが、夕食と朝食の間はそれよりも相当長い時間がはさまっているのです。ですから、上記のような生活リズムを採用しているなら、普通は朝、おなかがすくもの……なのです。

　ですが、夕食が十時や十一時、寝るのが一時頃、起きるのが七時……という生活だったら。夕食が胃に残っている状態で睡眠に入ることとなり、なんとなく胃もたれしたような状態で目が覚めることになります。

　お会いしていないのに勝手な推測ですが、夕食が十一時、場合によってはスイーツ付き、寝るの一時半、起きるの七時半……くらいになっているのではないかな？　と。この設定に近いようでしたら、おなかはすかないです。

　もし、生活習慣はしっかりしているようなら、朝食を食べないことにより、昼食、夕食の順番に食事量が多くなっているケースも考えられます。この場合、夕食を意識的に減らし、朝食時におなかがすくように仕向けることが必要です。

　熱乾タイプの方は、なかなか太れない、のぼせやすい、乾燥肌などの症状をお持ちの方が多いのですが、この状態を改善するには、胃腸の状態を良好に保ち、三食食べたものがきちんと吸収されるように仕向けることが近道です。夕食はその後眠るだけですので少々減らし、その分を朝食で摂るようなイメージが必要です。

　朝食は、野菜入りの温かいスープものと、なんらかの炭水化物、タンパク質の組み合わせが基本です。一般にはご飯・野菜入り味噌汁・焼き魚や、パン・野菜スープ・卵料理などです。面倒に感じる場合は、お粥《かゆ》や雑炊、我が家のようにうどんに鶏肉と野菜たっぷり……など、ワンディッシュに全部の要素を盛り込んでしまうのが手です。

そして、「いや、そんなことないです。きちんと七時に夕食で、食事量も良好で、寝るのは十一時頃、起きるのが六時半から七時頃です！」という方で、朝におなかが減らないなら、これはなんの問題もないので、食事は一日二回の昼・夕食でかまいません。水分だけは摂ってくださいね。寝起きは血液が濃くなっているから、水分も摂らないで出勤では、血栓ができたりしますからね。

症状 週に一～二回ドカ食いをしてしまいます

（冷湿タイプ、40代、女性）

週に一～二回ドカ食いをしてしまいます。十代後半からこの傾向がありました。ドカ食いした日は寝るのが遅くなり当然翌日は具合が悪く、ほとんど食べません。まともな日は玄米に野菜たっぷりの健康的な食事をしているのですが……。思い立って今週末、断食施設（三泊四日）に行ってきます。どうなることやら？

週に一～二回!!　多いですね。ストレスがかかると食べてしまうのでしょうか。食べるのが好きな方で、やけ食いが数カ月に一回あるのはわりと普通の話ですが、毎週毎週あるとなると話は別です。

「まともな日は玄米に野菜たっぷりの健康的な食事」と書かれているのが気になります。タンパク質や脂質は足りているのでしょうか。冷湿タイプの人だと、冷えを感じているということなので、肉や魚、油脂は必須です。また、このタイプは、東洋医学的には「脾《ひ》虚《きょ》」と呼ばれる胃腸が弱った状態に陥っている場合が多く、玄米ですと消化する際、胃の負担が大きくなるので余計に具合が悪くなることがあります。

私の指導では、毎日の食事をスマホのカメラで撮っていただいて、それをオンラインにアップしてもらい食事内容をアドバイスします。見ているチェックポイントは、一週間の食事内容が、だいたい毎食「炭水化物1：タンパク質1：野菜2」の割合になっているかどうかです。その上で、きちんと必要なカロリーを確保できているかどうかを確認しています。

ドカ食いが多くなる人は、意外と毎食きちんと必要なカロリーと栄養素が摂れていなくて、反動的に大量に食べてしまうことがあるのです。こういった状態に陥っている方が断食を行っても、解決策にはなりません。

そもそも、断食は宗教的な修行法が基礎にあるもので、健康のために行われていたものではないのです。ファスティングが健康法として認識されるようになったのは、大正時代に成田山新勝寺《なりたさんしんしょうじ》の「願掛け」で行われていた断食が元になっています。病気平癒の願掛けが多く行われ、霊験《れいげん》あらたかであったと評判になり、なぜか最終的に「断食が病気に効く」と変化して伝わってしまったそうです。

時期を同じくして、やはり宗教的理由で行われていた断食が健康法として変化していったものが海外から輸入されており、これとも相まって「断食は健康にいい」との論説が定着しました。なので、わりに新しい時代に流行の端を発しているものなのです。

質問者さんの場合、脾虚の状態を改善することで、食べても食べても満足しない状態が改善すると考えられます。古典ではどう書かれているかというと。以下は、五行のうち胃脾が関連する「土」の属性について説明されている箇所です。

❀黄帝内経　素問　陰陽應象大論篇第五❀

其在天為濕、在地為土、在體為肉、在藏為脾、在色為黄、在音為宮、在聲為歌、在變動為噦、在竅為口、在味為甘、在志為思。思傷脾、怒勝思。

❀現代語訳❀

天に在れば湿を作り、地に在れば土を作り、体に在れば皮下組織を作り、臓にあれば脾を作り、色ならば黄になり、音ならば宮（音階の一つ）になり、声ならば歌になり、その気に変動があればしゃっくりをなし、体の穴なら口を作り、味ならば甘になり、感情ならば思いになる。思い悩むは脾を傷つけ、怒りは思いに勝る。

「思い悩むは脾を傷つけ」る。ストレスになっていることを解決することも必要なのだけど、考えることよりも体を動かしたほうがこの場合は楽になります。軽い運動を差しはさむようにしてみて。もしくは、「怒りは思いに勝る」ので、思い切りよくストレス対象に怒りをぶつけてみてもいいのかもしれないですね！

症状 がんばらないとうんちが出ません

（冷乾タイプ、30代、女性）

子どもの頃から、便秘がちです。朝、牛乳とヨーグルトとバナナ、みたいな感じでトイレを促すものを無理やりたくさん食べると、やっとバナナうんちが出てきますが、ふだんはカチコチで、おしりがちぎれそうです。

気血が足らない冷乾タイプの便秘は、牛乳やヨーグルトやバナナでは便通が改善しないのですよ。東洋医学的に、便秘には二種類あるのです。熱の便秘と冷えの便秘です。

熱の便秘、熱秘《ねっぴ》は、いわゆる一般的な便秘。野菜を摂らずに肉と炭水化物ばかり摂取しているような食生活を続けていると発生してしまうものです。これは、バナナや、きんぴらごぼうなど、繊維質が多いものやおなかが冷えるようなものを食べたら、うまく排便ができるタイプの便秘です。ですが、相談者さんの便秘はこれではないと思われます。

あなたの便秘は、いってみれば「冷え便秘」です。西洋医学で言うところの「弛緩性便秘」でしょう。腸の蠕動《ぜんどう》運動が少なくなってしまい、大便が腸内を通過する時間が長引き、水分がどんどん抜けていってしまうのです。これにより、うさぎの糞《ふん》（医学用語で兎糞便《とふんべん》と本当に言う）のような便になってしまうのです。

こちらのタイプの便秘の場合、一般に便秘に良いとされる食物を摂ってもほとんど効果がなく、おなかが張ったりガスが多くなったりするのみで、排便の改善につながらないことが多いのです。

そして、牛乳やヨーグルトは、便通改善には寄与しない可能性が高いのですよ。日本人は牛乳に含まれる乳糖に耐えられない体質で、飲むとおなかが緩くなる方が多く（乳糖不耐症と言います）おられます。牛乳を飲むと便が出るとおっしゃる方には、少なからずこの体質の方が含まれていて、あまりいい方法ではありません。ヨーグルトに関しては、下痢を改善するエビデンスはあるのですが、便秘に効くかというと微妙なところなのです。古典ではどう言われているかというと。

✿欽定四庫全書　蘭室秘蔵巻下　大便結燥門　大便結燥論✿

腎主大便。大便難者、取足少陰。夫腎主五液津液、潤則大便如常。若饑飽失節、勞役過度、損傷胃氣、及食辛熱味厚之物、而助火邪伏於血中、耗散真陰津液虧少。故大便結燥然結燥之病。

（中略）……少陰不得大便、以辛潤之、太陰不得大便、以苦泄、之陽結者散、之陰結者温。

✿現代語訳✿

腎臓は大便を支配しています。大便が出にくいものは足の少陰腎経を治療します。腎臓は五液のうちの津液を司《つかさど》っていて、大便を通常の状態にまで潤します。

もし、食べすぎたり、労働しすぎたりして胃の気を損なったり、辛いもの・熱性のもの・味が濃いものを食べすぎると、火邪を血液内に潜ませることになり、陰気を摩耗させ、津液を損ない減らしてしまいます。だから、大便は固く乾燥し、結燥の病（便秘）のようになります。

（中略）……少陰腎経の問題で大便が出ないなら、辛さで潤して、太陰脾経の問題で大便が出ないなら苦味で排泄させます。陽結なら散らし、陰結なら温めるということです。


ということで、質問者さんのような冷乾体質の便秘の場合の対処方法としては、温めて潤して胃腸の動きを活発にしないとなりません。朝ごはんに温かいもの……お味噌汁や野菜スープなどを食べることにして、おなかを温めることから始めてみましょう。古典に従うなら、わずかに七味唐辛子を振ったりするのもおすすめできますね。

また、ペットボトル温灸（やり方は一四頁参照）も役に立ちます。**中脘**《ちゅうかん》、**足三里**《あしさんり》、**天枢**《てんすう》（太字の各経穴の位置は一四頁参照。以降も同様）あたりをペットボトル温灸するのを習慣にしてください。

症状

へその上あたりが膨れた感じがします

（冷乾タイプ、20代、女性）

ご飯を食べたあと、立ち仕事をしていると、ときどき、おへその上あたりがぷくーっと膨れた感じがします。「誰か私のおなかを圧縮してくれ〜」と思いつつ、アルバイトをしています。膨らんだ感覚が長続きすると吐き気がします。これはなんなのでしょうか。

この症状はおそらくは俗に「胃下垂《いかすい》」と呼ばれる症状ですね。胃や腸といった消化器官は何でできているかというと、平滑筋《へいかつきん》と呼ばれる筋肉なのです。

何か食事を摂ると、胃の中にそれが入ります。そして、消化するときは胃がグニュグニュっと動く蠕動運動をするのですが、相談者さんは消化器自体の筋力が弱いので、食事の重みで胃が下がってしまって十二指腸あたりを圧迫。長時間下がったままの場合は、十二指腸へ食物が流れていくのを阻害して、吐き気を催してくる……というわけです。

胃そのものの力が足りないだけではなくて、腹筋が足らない場合もあります。おなかまわりは骨がないので、腹筋のテンションによって内臓が下がってしまうのを抑える働きがあるのですが、腹筋が薄すぎると、食事の重みに耐えられず内臓が全部下がってしまうことがあるのです。さすがに二十代でこれはないと思うのですが、高齢者にはときどき見られます。

このような、「胃の筋肉の動きが弱い」「消化力が低い」「内臓が下がる」という症状は、東洋医学では脾虚と呼ばれる証《しょう》（どの五臓の不調かを決定付ける徴候）に含まれます。対処方法として、一回あたりの食事量は控え、回数を多くして全体の食事量は確保します。甘いものや、炭水化物偏重の食事は避けます。

古典的にはどんなふうに書き残されているかというと。

✿薛氏医案　巻三十一　婦人心腹脹満方論第十八✿

婦人心腹脹滿、由心脾虚損邪氣乘之此。足少陰腎經之脉起於足小指貫腎絡膀胱入、肝肺出絡於心。若邪搏三經併、結於脾。脾虚則心腹脹滿矣。

✿現代語訳✿

女性の鳩尾《みぞおち》や腹が張ってつらくなるのは、心や脾の気が虚になって邪気が入りやすくなるためです。足少陰腎経の脈は足の小指を通って腎を巡って膀胱へつながり、肝臓と肺を通過して心をぐるぐるっと巡ります。もしも邪気がこの三つの経絡を通るなら、最後は脾に集結します。これによって脾が虚して女性の鳩尾や腹が張ってつらくなります。

心や脾の虚で鳩尾やおなかが張るのだ……とされています。この場合、心の虚で鳩尾、脾の虚でおなかが張るのだと推測できます。

この記述のあとは漢方の処方が列挙されているのですが、六君子湯《りつくんしとう》が筆頭に挙げられており、他に人参理中湯《にんじんりちゅうとう》、帰脾湯《きひとう》、平胃散《へいいさん》、紫蘇飲《じんそいん》、四物湯《しもつとう》、養胃湯《よういとう》が記載されています。これらの多くは脾虚の薬として現在も使用されています。

症状 あんこを食べると胃が痛くなります

大福の入ったパンを食べると胃が痛くなります。今は食べません。ずいぶん昔。

（熱湿タイプ、50代、女性）


そもそもそれは、どこで売っているのですか。

私は近所で見かけたことはないですね、パンの中に大福って。パンの中に、餅が入って、その中にあんこですよね。そして、「今は食べません。ずいぶん昔」……なるほど、そうですか。とりあえず、今は胃が痛くなる目には遭っていないということなら良かったです。

私、じつはあんこを食べるとあとで胃が痛くなる体質なのですよ。痛いというか、胃酸が出すぎて胃もたれするような感覚です。このような感覚が起こる機序（仕組み）はよくわかっていないのだそうです。

ですが、あんこのような食品を「高浸透圧食品」と言って、これらが胃内に入ると胃酸を大量に出させる性質があるのだそうです。通常胃液は、タンパク質を分解するためのものなので、魚や肉類などが胃内に入った際に胃壁から出るのですが、あんこはほとんど炭水化物オンリーの食品なので、なぜ胃液を放出させるのかよくわからないのです。

意外と甘いものを食べて胃がおかしくなる症状を訴える人は多く、私や質問者さんの場合はあんこや餅が原因ですが、洋菓子でも胃痛になる方は多いようです。とりあえず、大福が入ったパンは頻繁には食べないほうがいいような気がします。胃痛どうこうだけではなく、諸々の健康のためにも。

東洋医学的にはどう言われているかというと。

黄帝内経　素問　五藏生成篇第十

多食甘、則骨痛而髮落。此五味之所傷也。

現代語訳

甘いものをたくさん食べると、骨が痛くなったりハゲたりする。五つの味を偏ってたくさん食べた結果壊れるのは、こういうところです。

✿黄帝内経　霊枢　五味論篇第六十三✿

甘走肉、多食之、令人悗心。

✿現代語訳✿

甘味は肉へ影響する。たくさん食べすぎると煩悶《はんもん》する。

骨が痛くなったり、頭がハゲたり、身悶《みもだ》えするようになるそうですから、やはり控えめにしておいたほうがいいでしょう。お気をつけください。

症状 ある特定の人と会うとなると毎回、おなかを下します

普段は別の場所で働いている上司が出張でやってくるときにかぎって、毎回おなかを下してしまいます。（熱乾タイプ、40代、男性）

特定の人に会うと腹痛が出る、場合によっては下痢をしてしまう人もいます。これは、ストレス反応ですね。

私が子どもの頃の話です。幼稚園で鼓笛隊をやることになり、身長が高く、物覚えが良かったからなのでしょう、長い旗竿《はたざお》振り（カラーガードと言います）に抜擢されました。これは目立つ立ち位置で、花形的な役割です。なんの問題もなく当日を迎えましたが、当日の出番前にトイレに行きたくなり、腹痛なくいきなり下痢をしてしまいました。全部下り切ったらとくに問題なく出番を迎えられたのですが、あとから思うとあれは緊張でおなか

が下ったのだと思います。

ちなみに、うちの子は、気分が強烈に上がるときも、下がるときも下しやすくなります。楽しいことでも、嫌なことでも、気持ちが大きく変動する場合に下します。ですから、相談者さんの場合、その特定の方が大好きか、大嫌いか、どちらかだろうと思います。ストレスというのは、その人にとって幸せなことでも、不幸なことでも、どちらでも同じように体に作用します。

相談者さんはその特定の人物に対して、おそらく、ご自身ではとくに苦手とか、好きとか思っていらっしゃらないのでしょう。この場合、体に強い反応が出やすくなります。心理的ストレスをストレスと感じ取ることに蓋《ふた》をしてしまっている場合、体の反応に転換されて表現されてくることが多いのです。そして、これ以外の心理的ストレスに対しても蓋をしてしまっている可能性が高いです。

自分の心理的ストレスに鈍くなっているのは、ちょっと危険な状態です。あるところで耐えきれなくなり、心がポキっと折れてしまうことがあるのです。ですから、特定のシチュエーションになると体に同じ反応が起こる場合、そのシチュエーションのなんらかがとても強いストレスになっているのだと自覚しましょう。

東洋医学的には、肝気（「木」の力）の流れが滞ることによって胃腸（「土」の臓器）が克《こく》された（影響を受けた）結果の下痢と考えます。これは第1章末のコラムで解説した五行説と言われる古代中国の考え方で、五つの要素に世の中の事柄を当てはめて考えていく方法です。コラムの図B（四一頁）にある「木」には「土の養分を得る」と書かれていますね。

一気に強いストレスがかかると木の力が暴走するとされており、これによって土の力が弱まると考えます。人体の中で、「土」のエレメントが配当されるのが消化器なのです。

上がってきてしまう木気をなんとかするには、五行で相生関係になる火の気（木生火）を少し減らすことです。ストレスでの鬱積《うっせき》なら、火のエレメントが司る感情である「喜」をたくさん湧き上がらせることをするといいでしょうね！　火のエレメントの感情を発散させると、火気が消費されて、その隙間に木気が流れ込んでくれます。

症状　すごく偏食です

（冷湿タイプ、七歳、女性）

小学一年生の女の子で、普段から野菜はほとんど食べず、気に入った食べ物ができると、飽きるまでそれを食べ続けます。

お子さん、皮膚の感覚が鋭くて決まったメーカーの下着だけを身に付けたがったり、嗅覚が鋭敏で誰の持ち物かを匂いで判別が可能だったり、たいして大きくない音をうるさがったりしませんか。

これ、すべて私が子どもの頃に持っていた症状です。私はものすごい偏食ではなかったのですが、偏食だと言われて育ちました。きちんと他の物も食べるのですが、一種類の食べ物を気に入ると数カ月間それを食べ続けたりもしていました。それがあるときは海苔の佃煮《つくだに》だったり、納豆だったり、わかめと豆腐の味噌汁だったり、鰹節《かつおぶし》入りのふりかけだったり。しかも、ブームが去るとぱたっと食べなくなります。あんなに好きで食べていたというのに。

　医療従事者になってから知ったのは、非定型発達の子どもたちは、こういった傾向を持っている子がとても多いということです。これによって、小さい頃のさまざまなことに合点がいったのでした。おそらくお子さんも、私と同じような傾向の持ち主ではないでしょうか。

　ものすごい偏食だったり同じものしか食べないというこだわりを持っている方は少なくありません。有名なところでは、サッカーの中田英寿さんの極端な野菜嫌いや、野球のイチローさんの野菜嫌い、朝食はカレー、体操の内村航平さんの肉と米ばかりで一日一食、お菓子とジャンクフード大好き、あたりでしょうか。トップアスリートにもかかわらず、彼らは極端な偏食なのです。

　はっきりと自閉傾向が見られる場合は、幼少期から極端な偏食が見られます。離乳食を嫌がる、米や特定のパンしか食べてくれない、飲み物も水か牛乳しか飲まないなどで、なかなか体重が増えずに両親を悩ませることになります。それでも大人になってくるとある程度食事の幅が広がってくるのが普通なので、四苦八苦しながら食べさせていくと小学生になる頃には給食は食べられる程度に成長してくれることがほとんどです。

　東洋医学では、味覚は五臓に関連づけられています。

✿黄帝内経　霊枢　九鍼論篇第七十八✿

酸入肝、辛入肺、苦入心、甘入脾、鹹入腎、淡入胃、是謂五味。

✿現代語訳✿

酸っぱい味は肝臓に入る、辛い味は肺に入る、苦い味は心臓に入る、甘い味は脾臓に入る、しょっぱい味は腎臓に入る、薄甘い味は胃に入る。これを五味という。

関連づけられている味わいがそれぞれの臓腑を養うと考えられています。ですので、非定型発達の子どもの偏食は、先天的に臓腑への気の配分がアンバランスだと考えられる彼らの臓腑の働きを、調整しているのかもしれないですね。東洋医学からみた非定型発達については、第4章末のコラムにも書いたので参考にしてみてください。

症状

疲れると、ジャンキーなものを食べたくなります

（熱乾タイプ、40代、女性）

仕事で疲れたり、少し風邪の引き始めのような体調のときに、ファストフードやスナック菓子などのジャンクフードを食べたくなります。体が欲しているものは体に良いと言いますが、ジャンクフードも良いのでしょうか。

これはよく聞く話ですね。

そのとき食べたいものが体の欲しているものだという説は本当なのかどうなのかはわかりません。ですが、人間は、糖質や脂質を摂ると脳内にセロトニンやドーパミンという、精神を安定させたり、幸福感を感じさせるホルモンが出る仕組みを持っているのは事実です。ストレスを感じた際に、糖質と脂質がたっぷりのハンバーガーやラーメンなどを食べたくなるのはそのためなのだろうと思われます。

以前、イタリアンレストランでシェフをしていた患者さんが、「俺たちが作ってるのは体に良いもんじゃなくて、うまいものだよ！　うまいものは！　砂糖・塩・油!!　これにでんぷん質！」とおっしゃったことがありました。うわあ……と思ったのですが、たしかにこれらの組み合わせは人間にとって、不安を取り除いて多幸感を感じさせ、満足感が得られる食品だと言えるでしょう。そのためにジャンクフードは疲れたときに食べたくなるのではないかと。

東洋医学的に考える場合、味覚が臓腑に入るという前項の「霊枢　九鍼論篇」の考え方をそのまま応用できると思われます。疲れると甘いものがやたらに食べたくなるという人は、脾や胃の気が足らなくなっていると考えるのです。これは厄介な症状で、甘いものを多食すると余計に疲労しやすくなります。

✿黄帝内経　素問　生気通天論篇第三✿

陰之所生、本在五味、陰之五宮、傷在五味。是故味過於酸、肝氣以津、脾氣乃絶。味過於鹹、大骨氣勞、短肌、心氣抑。味過於甘、心氣喘滿、色黒腎氣不衡。味過於苦、脾氣不濡、胃氣乃厚。味過於辛、筋脈沮弛、精神乃央、是故謹和五味、骨正筋柔、氣血以流、湊理以密、如是、則氣骨以精、謹道如法、長保天命。

❀現代語訳❀

五味の飲食から生じるのは陰精です。しかし、陰気を容《い》れる宮である五臓は、飲食の五味が過剰であると損傷されることがあります。たとえば、酸味のものを多く摂ると肝気が増えすぎ、脾気は消えてしまいます。また、塩味を多く摂ると大骨が損なわれ、肌肉が縮んで心気が抑うつします。甘味の摂りすぎは心気が異常を起こし胸が支《つか》えて喘《あえ》ぎ、顔色を暗くし、腎気のバランスを乱します。苦味の多食は脾気を減少させ、消化を悪化させ、胃が張ります。辛味の多食は筋脈を傷つけてゆるませすぎ、精神も損ないます。したがって、五味の飲食を調和させることに留意すれば、骨格は歪まず、筋脈は柔軟で調和し、気血は円滑に循環し、腠理《そうり》（肌のきめ）は堅固になります。これにより骨気が強くなり、人は健康な寿命を享受できるでしょう。

腎の気は生命力そのものを指しており、このバランスが悪くなると非常に疲れやすい状態に陥ります。他の味についても同様の不具合が指摘されています。

特定の味わいの過剰摂取は禁物です。気をつけましょうね。

コラム　気血水について

「東洋医学では、気血水の巡りが大切です」というような表現をどこかで聞いたことがないでしょうか。ふーん、そうなんだ、巡りが大切ね……ってなんとなく納得してしまっている方、ところでこれらの言葉が指し示す意味ってご存じですか？

「気血水」と言われたりしますが、我々鍼灸師は「気・血・津液」と言います。水のところが津液になってますね。これは、五行のエレメントの水と区別するためと、「津液」という表現が東洋医学の重要古典である『黄帝内経』にあるからだと思います。ですので、専門家は津液という言葉のほうを使うことが多いです。

気については、拙著『気のはなし』を読んでいただくと、どれだけ広範囲な概念なのかがわかっていただけるのですが、体内の気だけにかぎってものすごーく単純化して説明すると、「生命を維持しているエネルギー」というなんとも言いがたい表現になってしまいます。

これが体を温め、筋肉を動かし、思考と記憶を支え、血液と津液を巡らせ、外敵から身を守り、食事を咀《そ》嚼《しゃく》して消化し排便させ……という一切を行っていると考えられています。ちなみに、目には見えません。

血と津液は気と違って実体があるものです。これもものすごーく単純化して説明すると、体内にある赤い液体は血、それ以外の体液は全部津液だと考えてください。

赤い液体は基本的には血管内にありますが、例外が女性の月経血ですね。血以外の体液には、汗・涙・唾液・鼻水・リンパ液・髄液・細胞内液・細胞間質液などあらゆる体の水分が含まれます。例外が精液で、これは生殖に関わる特別なものであり、気の凝集したものであると捉えられています。

さて、東洋医学における病気発生の基本的なコンセプトは、「気・血・津液」のどれかが多かったり、少なかったりすると病気が発生するというものです。これら三つそれぞれ、多すぎ・少なすぎが想定されていて、一つだけではなく複数のカテゴリーが同時におかしくなることもあります。

気が少なすぎることを気虚《ききょ》と言います。体全体の生命力が低い状態です。体全体に気が多いのならそれは元気な証拠なのですが、各臓腑のどれかだけ気が多すぎるとその臓腑が暴走します。

体の上部だけ気が多ければのぼせますし、少なすぎればクラクラしたり頭の働きが悪くなったりします。一部に滞る場合はそこだけ気が多くなり、気が鬱積してメンタルに影響して鬱っぽくなる（気鬱《きうつ》）、気が滞って気分が停滞する（気滞）、といったことが発生します。

血が少なすぎることを血虚《けっきょ》と言います。血液の主な働きである体の各部位を養う力が低下し、働きが悪くなったり、体そのものが枯れてくる状態です。どこかに血液が鬱滞《うったい》した場合は瘀血という状態になり、ひきつれるような痛みが発生したり、瘀血が津液や気の流れを阻害して水滞・気滞を併発したりします。

津液が少ない場合は特別な名前はついておらず、乾燥していると表現します。体の一部分だけに津液が停滞した場合、水滞と呼ばれます。

長期間津液が停滞すると、だんだん澱《よど》んだ水になると考えられていて、これがちょっとどろっとした津液というイメージの「飲」を作り、さらに長期にわたって滞ると体内に痰を発生させます。この痰は呼吸器の痰だけではなく、体内のしつこいむくみや湿気と捉えられるものです。

第3章

動くの謎

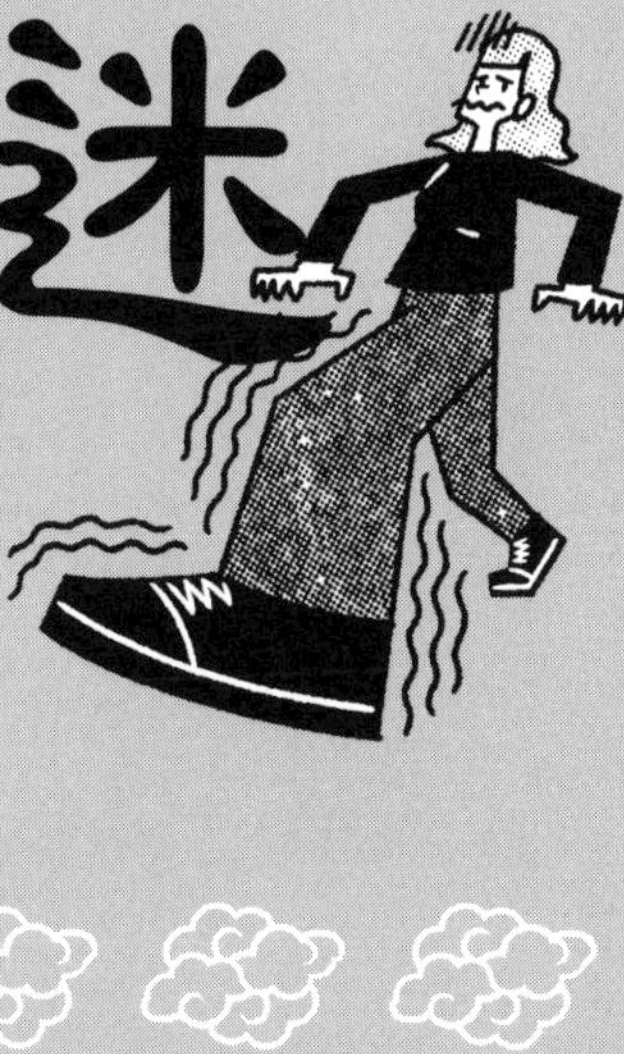

動くことの不調は気血が滞ることがおおもとにあり、動き続けることで解消されます。まあ現代人はたいてい運動不足ですね。みんな動いていきましょう！

症状

歩くと体がかゆくなります

（冷乾タイプ、10代、女性）

ちょっとそこまで五分、十分歩くぶんには問題ないですが、それより歩くと足がかゆくなってきます。まず、太ももがかゆくなり、ひどいときはふくらはぎや腕までかゆくなります。四年前に蕁麻疹《じんましん》になって病院にかかり、薬を服用していくうちに一年ほどで治りましたが、一年ほど前からこのようなことに悩まされています。季節は関係ないですが、寝不足や悩みごとがあるとかゆくなりやすいです。運動をほとんどしないことが原因でしょうか。食べ物はおにぎりやパン、煮物を食べることが多いです。

皮膚のかゆみ、それも少し長距離を歩くとかゆくなる。これは、毛細血管に血液が流れるとかゆくなってしまうということですね。おっしゃるとおり、ほとんど運動をしていないから、血流が改善するという「良いこと」が原因でかゆみが起こってしまうのです。お風呂に入ったときにかゆくなることはないですか？　もしもそんな現象もあったら、間違いなく血流が原因になっています。

これは、歩き続けることで血流が良くなるという刺激が原因で、体内の細胞（肥満細胞と言います）から、かゆみを起こす物質（主にヒスタミンです）が間違って出てしまうことで、皮膚にかゆみが引き起こされてしまう状態です。

このような仕組みでかゆみだけではなく、蕁麻疹まで出てしまう人もいます。本来、何か異物が体内に入ったとき、異物を排除するために炎症反応が起きるのですが、炎症を引き起こす必要がない安全な刺激なのに、異物が体内に入ったと体のほうが勘違いしてしまうことで起こるものです。

さて、では解決策はどうしたらいいかというと。

結局は少しずつ刺激を与えて慣らしてやることになります。もともと蕁麻疹の罹患《りかん》が原因になり、物理刺激に対して過剰な反応を起こすようになってしまったわけなのですが、運動を避け続けても治りません。無理のない範囲で歩行を続け、末梢《まつしょう》の血管まで血流がきちんと流れているようにしてやります。こうすることによって徐々に、血管が押し広げられたときにかゆみ物質が発生してしまうという事態が起こりにくくなります。

東洋医学的に着目したい点は、睡眠不足やストレスがあったときによく出るという点ですね。もともと質問者さんは冷乾体質で、全体的に気血が足らないタイプです。ストレスは肝気の異常を引き起こすと考えられています。肝気の異常は体内に「風《ふう》」を巻き起こすとされているのですよ。

✿金匱要略　弁水気病脈証并治第十四✿

脈浮而洪、浮則為風、洪則為氣。風氣相搏、風強則為隱疹、身體為痒。痒為泄風、久為痂癩。

✿現代語訳✿

脈が浮いて洪水のようになる場合、浮いているのは風が、洪水のようになるのは気がそのようにしている。風と気が相まって、その際に風が強ければ表に出ない湿疹が発生し、体がかゆくなる。かゆさは風が表に出るときに発生する。長く続けばかさぶたができる。

この風・気と湿気が一緒になると、いわゆる湿疹や蕁麻疹ができるとされているのです。炭水化物偏重の食事になっているという自覚がありますね。ひょっとしてむくみやすかったりしませんか。この場合、脾胃（胃腸）がおかしくなって肌や皮下組織にむくみが出ると考えるのです。

改善方法としては、炭水化物を減らしてタンパク質量を確保してください。具体的には、卵とか鶏肉とか、お魚などです。そして、無理ない範囲で散歩を続けてくださいね。気・風・湿を全部まとめて追い出すとなると、汗をかくことも良い方法です。バスタブに入ってごく軽く汗をかくのもおすすめできます。でも、冷乾体質ですので、たくさん発汗させると体が弱りますから、本当に少しだけにしておいてくださいね。

症状 スマホ首になりつつあります

（熱乾タイプ、20代、男性）

私は毎日往復四時間かけて電車通学しており、その間にスマホを操作したり読書をしているので首が長時間曲がってしまい、ストレートネック（スマホ首）になりつつあります。その影響で首が凝りあごの下がたるむようになりました。実際にスマホを眺めているときの対策、またストレートネックに良いストレッチなどがあれば教えていただきたいです。

原因がご自身でもわかっているわけで、これはもはや謎ではないですね！　まずはそこを減らすなりしないと。人間の体は、同じ姿勢をずっと続けるようにはできていないのです。

相談者さん、ストレッチは一回あたりどのくらい行うつもりでしょうか。首を酷使している時間と同じだけストレッチをする訳ではありませんよね。四時間酷使したものを短時間で解消できるストレッチは存在しません。

エマって知っていますか（気になる方は、「エマ／二十年後」で検索してみてください）。座りっぱなしでオフィスワークをずっと続けたら、二十年後にこうなりますよ……というモデルです。極端に首が前に突き出た、ちょっとギョッとする見た目です。

そんなふうになりたくなければ、骨の変形までいかないうちに、長時間下を向く習慣を考え直したほうがいいと思います。骨格自体も変形させてくるのが、習慣の恐ろしさなのです。毎日の「習慣」の破壊力たるや、みなさんの想像以上なのですよ。

下を向いている時間が長ければ首には負担がかかります。対策を講じるにしても、長時間同じ姿勢を続けているなら、やはりその形に変形してくるわけなのです。パソコン作業では、ノートパソコンが一番問題のある姿勢を作り出します。下を向かないと画面を見ることができないからです。

私の自宅のデスクトップパソコンは、アームを使用して、自分が椅子に座ったときの目の高さにモニターを持ち上げてあります。画面と顔が正対できるようにしてあるのです。こうすることで、脊柱《せきちゅう》に負担がかからない姿勢で執筆ができるようにしています。しかも、その際に座る椅子は、座面がバランスボールになっているものです。このようにして、背骨に負担がかからない姿勢でしか座れないようにしてあります。

ですから、スマートフォンを使っていても首に負担がかからない方法とは、「目の高さにスマートフォンを持ち上げて見ること」なのです。とはいえ、この姿勢は今度は肩に負担がかかります。ですので、私はよく、肘の下に反対側の手の甲を置いて持ち上げたりしています。

❀黄帝内経　素問　宣明五気篇第二十三❀

五勞所傷。久視傷血、久臥傷氣、久坐傷肉、久立傷骨、久行傷筋。是謂五勞所傷。

❀現代語訳❀

五種類の労働が壊すところについて。長期間にわたって見続けると血を破壊し、長期間にわたって寝続けると気を破壊し、長期間にわたって座っていると皮下組織を破壊し、長期間にわたって立ち続けると骨を破壊し、長期間にわたって動き続けると筋肉を破壊する。これが五種類の労働が破壊するところです。

こんなことを、約二千年ほど前から言われているのです……二千年前の人類より、進歩していたいではないですか、我々は。

症状

腱鞘炎が治りません

（冷乾タイプ、20代、女性）

右手首を腱鞘炎《けんしょうえん》で痛めたことがあり、主に左手で育児（抱っこ）をしていたら、左手首も腱鞘炎になってしまいました。鍼《はり》治療や湿布などでいったんは楽になりますが、両手首とも、ちょっとしたことで痛みが出やすくなっています。接骨院では「とにかく手は使わないように！」と言われたのですが、そういうわけにもいかず……。すみません、症状は謎ではないのですが、どうすればいいのか謎です……。

いやたしかに、手を使わないで暮らすって、しかも育児って、謎、というか無理ですよね……。

腱鞘炎は、男性と比べて筋力が少なく関節の可動域が広い傾向にある女性が、どうしてもなりやすいものです。そして、出産後はホルモンバランスの関係上、関節が柔らかく緩くなっていて、壊しやすいからなおさら罹患しやすいのです。

私も第一子のときは夜間授乳のときに右手の親指を捻挫して壊して、そのまま半年ほど治りませんでした。ですが、第二子のときは壊しませんでした。

これは何を意味しているのか考えたことがあるのですが、おそらく「育児筋」がついたからなのだろうと結論づけました。育児でしか鍛えられない、育児用の筋力があるのだと思います。これが第一子のときは足らなかったために壊し、第二子のときはすでに鍛えられていたので発症しなかった……のではないかと考えています。

冷乾タイプの相談者さんは、おそらく全身の筋力が足らないでしょうし、気血も足らないでしょう。この場合、気血を増やしていくことから考えたほうが良いです。お近くに漢方薬局があれば、一度見立ててもらったらいいと思います。漢方の服薬で気血を増やしていくことが可能です。

気血を増やすという観点からは、ペットボトル温灸も役立ちます。漢方を飲むと胃が耐えられずに胃痛を起こしたり、下痢したりしてしまう人には、とくにペットボトル温灸はおすすめしたいものです。**足三里・湧泉《ゆうせん》・腎兪《じんゆ》**付近へ行いましょう。

そして、腱鞘炎の痛みが出る位置はどこなのでしょうか。私の場合は親指側で手の甲に近い側の手首でした。ここは、経絡では手の陽明大腸経が通るラインです。親指側で手首の内側に痛みが出るなら手の太陰肺経のラインです。

みなさんが「ツボ」と呼んでいるものの正式名称は「経穴」です。この経穴がずらっと並んでいるラインが「経絡」です。ここは気血の通り道とされていて、このライン付近で筋肉や骨格についての痛みや異常が出ている場合は、その経絡に問題が発生していると捉えます。

ですので、我々鍼灸師が腱鞘炎を治療する場合は、そのラインに沿った遠隔の経穴を使うことがしばしばあり、また不思議なことに直接患部に鍼灸を施すだけよりも、遠隔の経穴を併用したほうが改善することが多いのです。もし、セルフケアとして爪楊枝鍼やペットボトル温灸をお使いになる場合は、患部に直接以外に、経絡上で押してみて痛いポイントを併用すると良いでしょう。

症状

貧乏ゆすりが止まりません

仕事中など、椅子に座っているときに、膝を揺り動かす貧乏ゆすりが癖で、気づくとやってしまっています。自分では無意識ですが、近くの席の同僚からは、やや嫌がられているような気がしています……。

（冷乾タイプ、50代、男性）

この相談を読んだ瞬間、私が小学生の頃だったと思うのですが、そういえばなぜか貧乏ゆすりを自発的にやり始めた時期があったのを思い出しました。「貧乏ゆすり」ができる！という状態をめざしてしまったのです。しばらく練習して、祖父母に向かって「ほら見て！　貧乏ゆすり！」と言って見せてすらいました。今、冷静に考えてみると、いったい何をめざしていたのか謎ですね、私。

それで、しばらく練習していたら……癖になってしまったのです。今はまったくやらなくなりましたが、中学校二年生くらいまでは貧乏ゆすりがときどき出ていた気がします。

あの膝をガタガタと揺する動き、妙に癖になるのですよね。ちょっと今、やりたいなと思ってしまいました。やるとたぶん癖が復活してしまうので、やめておきます。

貧乏ゆすりが出る理由はよくわかっていないそうです。ストレスがかかっているときに出やすい傾向があるので、これはメンタルストレスを身体動作に変換してストレスを解消しているのだという説が一般的です。

東洋医学的には抑肝散《よくかんさん》がよく使われる方剤ですが、もともとは小児のひきつけ、疳《かん》の虫（乳児の夜泣き、かんしゃくなど）に対する処方です。ですので、本来は貧乏ゆすりやチックに使用するものではありません。こういった処方の応用は、後世になってから実体験により導き出されたものです。とくに抑肝散は江戸時代にさまざまな症状に応用されるようになったそうです。

小児科の薬である抑肝散をどうして大人にも応用したらいいと考えたのか……ですが、この薬の出典には面白い治療指示が付いています。

保嬰撮要　巻一　護養法

大抵保嬰之法、未病則調治乳母、既病則審治嬰児、亦必兼治其母為善。

✿現代語訳✿

一般的に、赤ちゃんを守る方法は、病気になる前に母親を治療し、病気になってから赤ちゃんを治療し、その後に母親も治療するのが良い。

『保嬰撮要《ほえいさつよう》』には、乳母《うば》を治療して赤ん坊への影響を無くす「母子同服」と呼ばれる治療方法がたくさん紹介されています。子どもに出ている症状の方剤を乳母に服薬させ、乳母を治療して改善させるのです。抑肝散の服薬も「子母同服」と指示が出ています。

✿保嬰撮要　巻一　肝臓症　抑肝散✿

治肝経虚熱発搐、或痰熱咬牙、或驚悸寒熱、或木乗土而嘔吐痰涎、腹脹少食、睡臥不安。

軟柴胡　甘草（各五分）川芎（八分）当帰　白朮（炒）茯苓　釣藤鈎（各一錢）

右水煎、子母同服。

✿現代語訳✿

肝経が虚熱して震える、もしくは発熱して食いしばる、もしくは驚いた様で寒くなったり暑くなったり、もしくは木が土を過剰に克することによって嘔吐したり、涎を吐いたり、腹が張ったり、食事が少なくなったり、眠れなかったりするのを治します。

軟柴胡　甘草（各五分）川芎（八分）当帰　白朮（炒）茯苓　釣藤鈎（各一錢）。

これらを水から煎じて、子と母親が同時に服用します。

鍼灸で抑肝散の効果を作り出す場合は、**身柱**《しんちゅう》を使います。第三・第四胸椎棘突起間《きょうついきょくとっき》にある経穴ですが、ここを爪楊枝を束ねた爪楊枝鍼や、硬めのヘアブラシで叩きます。これも、もともとは小児の疳の虫散らしのための経穴です。

症状

乗り物酔いがひどいです

（熱乾タイプ、30代、男性）

船はもちろんのこと、バスや車でも、わりと酔いやすいです。旅行先で、一人だけテンションが低い時間を過ごすことになってしまうので、なんとかしたいです。

乗り物酔いをしやすいかどうかは、家族性がみられる場合が多く、おそらくは遺伝的素養が絡む三半規管と脳のつくりが関連しているのだろうと考えられています。なので、相談者さんは、親御さんも、ご自身も、ひょっとするとお子さんも乗り物酔いをしやすい体質かもしれないですね。

私の母親は少し乗り物酔いをするタイプで、バス旅行では前のほうの席を希望したりしていました。ですが、タバコを吸っているときと、ハンドルを握って運転席に座っているときは乗り物酔いをしないと言っていました。母は飲酒も喫煙もする人だったのですが、喫煙についていては、副流煙を吸っていたら乗り物酔いをしなかったから吸うようになったとのこと。タバコの匂いで酔いそうなものですが、そうではなかったようです。

運転手をしているときと、タバコを吸っているときに乗り物酔いが起こらないのはなぜなのか。乗り物酔いは、視覚情報と三半規管が感じる体の揺れの情報にズレが生じ、これを不快だと認識した場合に、自律神経の働きが乱れ、冷や汗や吐き気を生じてしまうものです。

運転の場合は、能動的に車をコントロールしているため、視覚と三半規管の感覚にズレが生じないので酔わないのですが、タバコの場合はなぜなのでしょう。

少量のニコチン摂取は緊張する際に興奮する交感神経が優位になるよう働き、大量のニコチンはリラックスする際に興奮する副交感神経が優位になるように働きかけるそうです。だからきっと、副流煙でニコチンを吸い込んでいた場合、自律神経のバランスが取れるように仕向けられて酔わないようになったのかもしれないです。

乗り物酔いは、古典にも出てきます。

✿諸病源候論　婦人雑病諸候四　嬰子小児注車船候✿

無問男子女人、乗車船則心悶乱、頭痛吐逆、謂之注車、注船。特由質性自然、非関宿挟病也。

✿現代語訳✿

男女の別なく、船や車に乗って胸が苦しくなったり頭痛がして吐いたりしてしまうのは、「注車、注船」という。この性質は生まれ持った自然なものであって、病気ではない。

ここでは、「病気ではない」とだけ書かれており、特段の治療方法は書いてありません。西暦六一〇年に書かれた医学書なので、その頃でも老若男女問わず、乗り物酔いしやすい人はいたのだということはわかりますね。

症状

とにかくケガが多いです

（熱湿タイプ、8歳、男性）

少し目を離した隙《すき》に、手を何かにぶつけたり、何かに頭を打ったり、転んで膝を擦《す》りむいたり、とにかくケガが絶えません。同じ年頃のまわりの子たちは、こんなにもケガをしているようには見えないのですが……。

ケガをしやすい子としにくい子の違いはどこなのか。

人とぶつかったり、物とぶつかったりする子どもの行動を眺めていると、ほとんど周りを見ていないのがわかります。子どもの視野は左右九〇度、上下七〇度程度しかなく、大人の左右一五〇度、上下一二〇度から比べると大幅に狭いことがわかります。

前方のとても狭い範囲しか見えないのに、注意力も大人と比べると低く、何が危険な行為なのかという経験値も低いために怖さがなく、ケガをして当たり前の行動をとりがちです。そのため、子どもは大人よりケガをすることが多いのです。

大人でもケガが多い人がいますが、この場合、小さい頃の身体活動経験が少なく、危険回避に関して経験値が低く、大人なのにもかかわらず、向こう見ずな行動が可能な人だったりします。格闘技でも、初心者ほど相手に突っ込んでいく傾向があり、ある程度経験を積んだプレイヤーから見たらとても危険な行動にでがちです。

このように、ケガをしやすいかどうかは経験によっての予測回避が利いているかどうかにかかっています。ですので、危険に関する経験を積んでいない赤ん坊は十五分も一般家庭の部屋に放っておけば、おそらく死のリスクにさらされるでしょう。

非定型発達の子どもたちの中には、危険予測よりも自分の「これがやりたい」という衝動が勝ってしまい、ある程度の年齢になっても危険な行動をとってしまう場合があります。あまりにもケガが多い場合は、ひょっとするとその傾向があるかもしれません。小さいケガの場合は気にすることもないですが、大きめのケガが続くようなら少し注意が必要です。

こういう症状って、東洋医学で扱ってきた履歴はあるのか探してみたのですが、小児疳の虫とは少し違いますし、癲《てん》・癇《かん》・狂という精神疾患でもないので思い当たりません。あるとすれば、その子どもに対して先祖の加護が足らないという考え方になるでしょうか。医療と呪術がまだ未分化だった時代の話です。おそらく古い時代に小児がやたらにケガが多い場合は、先祖を供養したり、神仏に加持祈祷したりしたのではないかと考えられます。

症状 ぎっくり腰をおそれて生きています

（熱乾タイプ、30代、女性）

疲れがたまってくると、寝起きにぎっくり、ということが多いです。一度なってしまうと、起き上がるのも、座るのも、寝転ぶのも、すべてが大変すぎるので、普段からそうならないように、慎重に動いています。

魔女の一撃（Hexenschuss／ドイツ語、colpo della strega／イタリア語）という表現や、閃《ひら》めく腰（闪腰／中国語）など、瞬間的に衝撃が走るぎっくり腰にまつわる表現からは、世界各国で同じ現象が発生していることがわかります。そのくらいポピュラーなものではありますが、一度なってしまうと大変な思いをするのがこの手の急性腰痛です。

筋肉の炎症、椎間板《ついかんばん》の異常、椎間関節捻挫、仙腸《せんちょう》関節捻挫のおよそ四つがぎっくり腰と一般に呼ばれるものの中身と考えられています。これらのうち、「椎間板の異常」は椎間板ヘルニアで、椎間板の中に入っている髄核《ずいかく》が飛び出て神経を圧迫してしまうものなので、これは一般的に言われるぎっくり腰よりも重症です。たいていは、これ以外の三つがぎっくり腰の正体です。

ぎっくり腰が起こるまでの間、実際はゆっくり準備が進行しています。ずっと同じ姿勢を続けていたり、同じ動作を繰り返したりしていると、筋肉の硬さが増し、椎間関節の可動域が制限されたり、仙腸関節付近の筋肉が異常に緊張したり、全身の筋肉の左右バランスがおかしくなったりします。こうなっていると、ほんの少しの負担で一気に関節が捻《ひね》られたり、耐えきれなくなって筋肉が一部切れたりします。

ならば予防法は一つ。適度に動かして筋肉が固まらないように気を配り、体の左右差を作らないように心がけてやること！

ぎっくり腰を怖がる人は、腰回りを絶対に捻って動かさないようにと、体幹部を丸ごと固めて動かしがちです。これはぎっくり腰の原因を自ら作り出しているようなものです。柔らかい、揺らぎのある体幹部を保っておくことがとても大切です。

また、ぎっくり腰は腰椎《ようつい》が壊れているのだと勘違いしている人も多くみられますが、そんなことはありません。腰椎本体はものすごく厚みのある丈夫な骨なので、割れたり潰れたりした訳ではありません。腰椎の圧迫骨折などとはまったく違うものなので、安心してくださいね。

東洋医学的には、突然の腰痛はこのように解説されています。

諸病源候論　巻之五　腰背病諸候　卒腰痛候

夫勞傷之人、腎氣虚損。而腎主腰脚。其經貫腎絡脊。風邪乗虚卒入腎經、故卒然而患腰痛。

現代語訳

疲れている人は腎気が足りなくなっている。腎は腰や足を司る。その経絡は腎を貫いて背中を巡っている。風邪が気血の足らない隙間をみて腎経に入るので、突然腰痛が発生するのだ。

腎の気は働きすぎや睡眠不足によって虚してしまいます。急性腰痛はたしかに疲労していたり睡眠が足らなかったりすると起こる傾向にあります。ぎっくり腰をおそれる人は、十分な休養も心がけてみましょう。

症状

急に心臓がドキドキします

（熱乾タイプ、40代、女性）

とくに激しい運動をしたわけでもないのに、心臓の鼓動が速まって、苦しい感じが一分ほど続く、ということがときどきあります。

「動悸《どうき》がするのです」とおっしゃる患者さんのうち、本当に心臓に問題がある方は全体のうちの一パーセント以下ではないでしょうか。心臓がドキドキして、これはどこか壊れているのでは？　と訴える患者さんは、脈拍も血圧もとても綺麗なことがほとんどです。

脈をとってみたらもののみごとな不整脈が出ているのに、まったく自分では気づいていない方はたくさんいらっしゃいます。そんな患者さんは、動悸を訴えることはないのです。

このようなケースを臨床で見つけた場合、不整脈があるから、一回調べてもらってくださいとお伝えすることにしています。

自覚する動悸というのは、胸骨を内側から叩くような、心臓が躍《おど》っているような感覚のものが多いです。私も若い頃にこういう感覚を覚えて調べてもらったことがありましたが、結局病的なものは見つからず。おそらくは自律神経失調であろうと結論づけられました。

こういったものを、「心臓神経症」と呼んだりします。これは、肉体的疲労や強い緊張状態、精神的ストレスが胸の痛みや動悸、息苦しさを作り出してしまうものです。動悸を感じるときに、睡眠不足であったり、強いストレスを感じていたりしないでしょうか？　このような原因が思い当たるなら、そちらを解消することが大切です。

諸病源候論　巻之三　虚労病諸候上

心藏神而主血脈。虚労損傷血脈、致令心氣不足、因為邪氣所乗、則使驚而悸動不定。夫風寒濕三氣合為痺。病在於陰、其人苦筋骨痿枯、身體疼痛。此為痿痺之病。皆愁思所致、憂慮所為。

現代語訳

心臓は精神と血管を支配します。慢性的な疲労の原因は血脈の損傷が心気の不足を引き起こし、邪気の入り込む隙を作ったためで、これが動悸を作り出します。風邪・寒邪・湿邪の三つの気が合わさって虚に入り込んで痺証《ひしょう》を作り出します。病気は陰にあって、筋肉や骨が痩せ衰える状態に苦しんで、体は痛みます。これを痿痺《いひ》の病と呼びます。これらは全部思い愁《うれ》い、憂慮することが原因です。

古典にも、心臓の異常は愁いや憂慮からくると書かれているのですよ。ぜひ、楽天的に生きましょう！

コラム　体質について

本書で使用している冷湿・冷乾・熱湿・熱乾という四つの体質は、東洋医学における体質の捉え方をものすごーく簡略化し、かなり単純に身体のステイタスを把握できるように私が考案したものです。

人体を巡る三つの重要なもの「気・血・津液」のうち、「気」「津液」の二つに特化した体質判定方法です。血液には瘀血という特殊な状態があり、これが絡んでくると一気に複雑化するため、ここをわざと外したのです。

「コラム　気血水について」で解説したとおり、東洋医学における病気発生の基本的なコンセプトは、「気・血・津液」のどれかが多かったり、少なかったりすると病気が発生するというものです。

これら三つそれぞれ、多すぎ・少なすぎが想定されているのですが、「気」は体を温める作用、「津液」は体を冷ます作用があります。ですので、これらを整理すると……

冷湿：気が少ない＋津液が多い
冷乾：気が少ない＋津液が少ない
熱湿：気が多い＋津液が多い
熱乾：気が多い＋津液が少ない

このようになっています。

この中で一番元気がなくなるのが、気も津液も少ない冷乾体質の人です。病的でなかったら一番鬱陶しいくらいの強さがあるのが熱湿体質の人です。熱乾体質の人は気が多いけどラジエーターがすぐダウンするので持続力がなく、冷湿体質の人は体内の気が足らなくて湿気が多いので諸々の動きが鈍く遅れがちです。

気が多いと元気がいい……とは単純には言えず、気がどこかに偏在して部分的に超過してしまうと、そこに不調を発生させるのです。とくに本書では第1章「寝るの謎」に分類されるような睡眠の謎に、気の偏在が関わっています。

一方で、我々は五臓のうちの「脾胃」が消化を担うと考えるのですが、全身の気が足らない人は、この脾胃の気が不足していることがとても多いのです。そのため、第2章「食うの謎」に分類される謎は脾胃の気虚をお持ちの方に発生することが多いです。また、気が足らないと動きが悪くなったりもするので、第3章「動くの謎」にも関わってきます。

第4章「皮膚の謎」は、津液が多すぎても少なすぎてもよく発生します。そもそもなぜ皮膚が乾いていても「湿疹」というのかといえば、この言葉自体が体内の湿気の偏在で発生するデキモノという意味で、東洋医学由来の考え方によるからです。第5章「出ものの腫れものの謎」も津液が関わるところが多いですね。

第6章「心の謎」は気の流れの異常で発生しやすいです。気が足らない人は気の総量が少なくて流れにくくなって発生し、気が多すぎる人はどこかでつっかえたり詰まったりして流れにくくなることで不調が発生します。

第7章「クセの謎」、第8章「とにかく謎!」については、これはもう多種多彩すぎて傾向がわかりません。このあたりの不調、どんな体質なら起こりやすいか……というのすら謎ですね。

第4章

皮膚の謎

かゆみの症状は体内の湿気の多寡によるものが多く、皮膚のシミやほくろなどの色味の変化は血の鬱滞や不足によるものが多いです。気血の巡りで美しさアップ。

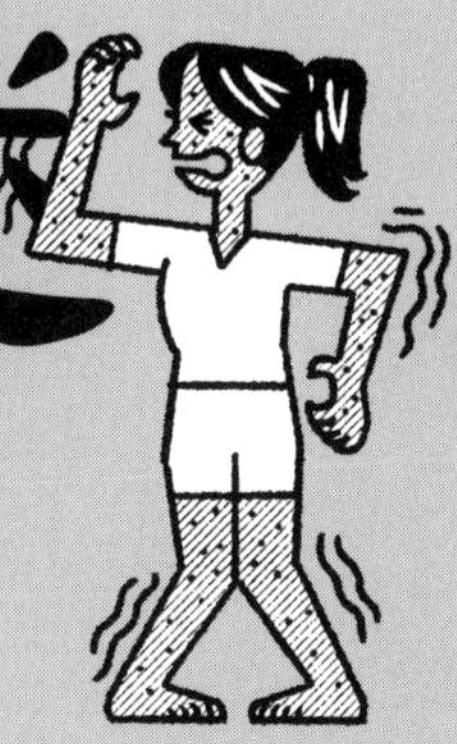

症状

唐突に世界地図のような蕁麻疹が出ます

（冷乾タイプ、20代、男性）

二年に一回ほど、蕁麻疹に悩まされます。唐突に全身（手足がとくに）に蕁麻疹が世界地図のような感じでひろがり、かゆみを伴います。夕方〜夜になるとひどくなり、寝づらい状態になります。一日だけの場合もあれば、数日続く場合もあり、最終的には自然に引いていきます。とくに直接の原因は思い当たらず、疲れが溜まっているときに出やすいかもしれない、くらいの感覚です。

突発的な蕁麻疹ですね。これは、やはり自律神経系が弱っているときに、普段ならばとくに問題がない刺激が加えられたのを体が勘違いして過剰反応を起こしたときになる症状です。

別の質問者さんで「歩くとかゆくなる」という方、いましたでしょう。あれと同種です。二年に一度くらいですと、トリガーになっている刺激の特定も難しいですね。西洋医学的な話はすでに別項で解説しましたから、こちらでは東洋医学的な話を中心にしましょう。

　冷乾タイプならば、基礎的な気力体力の不足があるとみなすので、その前提で考えます。

夜間にかゆみが増すタイプの皮膚症状は、「血」が関係するようなものに多いと考えます。

お布団に入るとかゆくなるようなやつはまさにそれ。血液が足らなくてうまく巡らず、鬱滞によって熱がこもるようなイメージで、ここにストレスがかかると肝気が影響して蕁麻疹が発生します。

　こういう場合何を治療に使うかというと、子どもに対して行うのと同じ方法が一番便利です。**身柱**という経穴にペットボトル温灸してみましょう。

　身柱は首を前に倒して、一番飛び出てくる骨を見つけ、そこから三つ下の骨の突起の直下にある経穴です。骨の突起と突起の間をねらってペットボトル温灸しましょう。ピッタリ経穴に当たらなくとも、その周辺に当たっていれば効果は出せます。それがペットボトル温灸のいいところなので、あまり深く考えずにやってみてください。

　ペットボトル温灸でのぼせる感じがする場合は、同じ場所を硬めのヘアブラシで叩く方法に切り替えてください。どちらが効くかはその方の体質によりますからね。

　そしてこういった理由のわからない蕁麻疹はたいていの場合、心理的なストレスが関係しています。血が鬱滞するときは、気持ちが停滞していることが多いのです。ストレスが多くかかるであろうことが予測できる場合、症状が出る前から香りの良いものを積極的に生活に取りこみつつ、軽い運動をして血液をよく巡らせておきましょう。
気鬱・気滞の治療には、香りの良い生薬を使用します。良い香りには気血を巡らせる作用があるのです。それが蕁麻疹の予防になります。相談者さんの場合はしっかり食べて寝て気血を増やすことも必要ですよ。

症状 もう春なのに、しもやけが治りません

（冷乾タイプ、30代、女性）

高二の冬に突然しもやけができてから、ほぼ毎冬、悩まされています。足の指です。前日との気温の差が大きいと、指先がむずむずして、その日の終わりに必ずなります。

また冷乾タイプさんからのご相談ですね。寒い時期から春の浅い季節、私も田舎で暮ら

していた子どもの頃はよくできていましたねえ。高校二年の冬というところに、おばちゃん鍼灸師はなんとなくひっかかるのです。進路指導などいろいろ始まって、少しストレスが増える頃ですよね。

生まれつきの冷乾タイプなのかどうか気になるのですが、そうでなくても受験期や就職で体の力を大幅に損なって、そのまま体質が虚証（体力がなく弱々しい状態）に傾いてしまったというのは、よくあるパターンなのです。

相談者さんはどうなのだろうと私は考えるのだけど、しもやけは小さい子どものほうができやすいのですよ。理由は手足が小さくて薄くて、冷えやすいからです。それが、高校二年の冬に突然とおっしゃっているので、もともとは冷乾タイプでなかったのではないかと私は推測するのです。

そのうえ、三十代になっても、まだそのとき発症したしもやけが継続して発生するのなら……と私はいろいろ考えるのです。おそらく、気虚・気滞・瘀血なのだと思います。気持ちが滞って、血液の循環までおかしくなるものです。高校二年の冬に、今現在まで続くような、ストレスのとても細い糸の発端のようなものがあれば、それが原因として考えられます。

こういった古いストレスは、自覚するだけでも十分解決したりするからそれだけでＯＫ

です。その上で、生活習慣は、甘いもの・冷たいものを摂取する量に気をつけること。春夏秋冬、どの季節でもできるだけ摂らないほうがいいでしょう。とくに秋冬は厳禁です。春夏でもごく少量にしないと、冷える感覚があると思います。

諸病源候論　巻之三十五　瘡病諸候　凍爛腫瘡候

嚴冬之夜、觸冒風雪、寒毒之氣、傷於肌膚、血氣壅澁、因即瘃凍。焮赤疼腫、便成凍瘡。乃至皮肉爛潰、重者支節墮落。

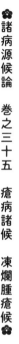

現代語訳

寒さが厳しい夜、風や雪に触れて寒さの毒気によって皮下組織や皮膚を傷つけると、血気が詰まって動かなくなり、しもやけになる。赤く腫れて疼《うず》いて、すぐ凍傷になる。皮膚や肉が爛《ただ》れて潰瘍《かいよう》になり、ひどい場合は指が落ちてしまう。

冬なら寒毒の気は誰でも触れることがあるわけなのですが、衛気が足らない、陽気が足らないことで容易に体内に侵入します。ＢＭＩが一九以上、体脂肪率が二〇パーセント以上になってるかどうかも確認してください。体内の調整は、血圧も、脈拍も、体温も、発汗も、排尿・排便・消化も……全部、自律神経が行っています。この調整能力は、痩せすぎや太りすぎだとうまく働かないようになっているのです。

ですから、適度な厚みのボディになれば防衛力が高くなります。できるだけ肉類・魚類・卵・油脂などを摂ってください。気血を増してくれるのはこういった食べ物なのです。

✿聖済総録　巻第百三十四　瘡腫門　凍爛腫瘡✿

治寒凍腫癢。羊肉湯洗方。
羊肉　葱（並細切各半斤）
上二味、以水五升、煎至三升。去滓温洗、日三兩度。
又方：葱葉（一握細切）
上一味、以水三升、煎至二升。去滓温洗、日三兩度。

✿現代語訳✿

しもやけで腫れてかゆいのを治す。羊肉湯洗の方法。

羊肉とネギを合わせて細切りにする。各半斤。

材料二つを水五升で煮込んで三升まで煮詰める。濾《こ》してその温かい液体で患部を洗う。

一日三回、各回二セット繰り返す。

もう一つ、ネギの葉一掴みを細切りにする。

それを水三升で煮込んで二升まで煮詰める。濾してその温かい液体で患部を洗う。一日三回、各回二セット繰り返す。

しもやけのかゆみを治すのに、ネギと羊肉のスープで患部を洗うという処方が出てきます。体内を温めるのに羊肉やネギはよく使われるのですが、いやこれは……洗うより、飲んだほうが効くと思います。冬に、羊肉のスープ、おいしいですよ。

症状　毎日のヒゲ剃りでカミソリ負けします

（熱乾タイプ、40代、男性）

毎朝シャワーのときにT字カミソリでヒゲを剃《そ》るのですが、カミソリ負けをしてポツポツと血を滲ませます。全体的にヒリヒリするわけではなく、いつもだいたい、負けるエリアは一緒です。あと、寝不足が続いたときはヒリヒリ感が増す感じもします。とはいえそんなに強く剃ってないのになあ。ヒゲは太目でしっかりしています。そのせいなのでしょうか？

熱乾タイプの男性の皮膚にはあるあるですね、このお悩み。
こういう皮膚は、皮膚の潤いが少なく毛穴が閉じている場合が多く、少しだけ盛り上がっていたりするのです。なので、カミソリでその部分を削ぎ取ってしまい、ポツポツ血液が滲んでしまうのですよ。
また、「寝不足が続いたときはヒリヒリ感が増す」というのは、陰気が足らなくなること関係しています。そうすると、さらに潤いが減ってしまうのです。ついでに、皮膚を守る「衛気」も、睡眠不足が続くと減りますので、皮膚の防御力も低下してしまいます。結果、カミソリ負けがひどくなる……というわけです。

これの対処方法は結局のところ、睡眠をとることで陰気が増やせますから、まずはそこを気をつけることです。その上で、毛穴の開閉の訓練をしてやったほうがいいかもしれません。もし、毎晩シャワーだけですませているようだったら、ちゃんとバスタブにお湯をはって浸かるようにしてください。そして、少し発汗するくらいまで入ってください。これを毎晩繰り返すと、皮膚が滑らかになってきます。

もちろん、お風呂上がりはちゃんと保湿しましょう。純度の高いワセリンを少量伸ばしてやるといいです。男性は、お風呂上がりに保湿剤を使わない傾向がありますが、男性でも女性でも肌のキメを整えるには、お風呂から出た直後に保湿するのが一番いいのです。そうすると、カミソリ負けしにくくなってきます。

ただ、いったん荒れた皮膚が整うまではだいたい若い人で二十日前後、四十代だと四十五日前後かかるそうですから、その間しっかり保湿し続けないと綺麗な皮膚になりません。綺麗になりたい一心で肌の手入れをする女性と違い、男性は途中で「めんどくさい」と思ってしまうかもしれないですね。そこは、忍耐です。がんばりましょう。

症状 大人なのにニキビができます

（冷乾タイプ、30代、女性）

思春期はニキビに悩まされ、二十代のはじめには化粧品が合わず、肌がひどく荒れてしまいました。なので、ベースメークができません。今は、その頃よりはおさまりましたが、肌が綺麗な状態とはいえません。生理前には必ず吹き出物が出ます。どちらかというと乾燥肌で、痩せ気味です。

相談者さんのニキビは、おそらく気血が足らないことによって起こるものだと思います。体重的にも体脂肪的にも、お痩せになっているとのことなので。

ニキビは脂肪分や刺激物をたくさん含んだ物を食べるとできると言われていたりするので、湿熱が体内に多いタイプの人にできるイメージなのですが、気血の足らないタイプの人にもできるのですよ。気と血が足らなくて局所に鬱滞してしまうイメージをしてもらうとわかりやすいでしょうか。ごく簡単に言うと、「適切な体の厚みを持っている＝気血が足りている」ということなのです。

✿諸病源候論　巻之二十七　面体病諸候　皻面候✿

皻面者、云面皮上有滓如米粒者也。此由肤腠受於風邪、搏于津液、津液之氣、因虚作之也。亦言因傳胡粉而皮肤虚者、粉氣入腠理化生之也。

✿現代語訳✿

皻面は皮膚の上に米粒のようなカスがあるものである。これは、皮膚の毛穴が風邪を受けたときに津液と合わさって停滞し、津液の気が足りなくなるものである。また、胡粉（おしろい）を皮膚にはたいて皮膚が虚するものがあるが、これは粉の気が毛穴に入って乾燥するものである。

このように、東洋医学的には、皮膚に風邪が入って津液が停滞するものとしています。ですので、気血が足らない相談者さんのような虚証ですと、外邪が入りやすく、ニキビができやすいということになるわけです。

皮膚がすべて作り変わる「ターンオーバー」には約三十〜四十日かかるのですが、睡眠や食事にそのくらいの期間にわたって気を配ったことはありますか。三十代女子が長い期間の養生をきっちり続けるのはかなりの覚悟が必要だから、なかなか難しいだろうと思うのですが、どうでしょう。

肌はタンパク質と脂質でできています。ですから、食事量が足らない、消化能力が低いことが多い体質の方は、栄養不足で乾燥したり角質層が薄くなってしまったりして、肌の防御力が下がってしまうのです。解決策としては、食事量を増やして体重・体脂肪率を上げることと、消化能力を向上させることです。

とはいえじつは、湿熱の多いタイプを痩せさせるより、痩せすぎの人の体重・体脂肪を増やすほうがよっぽど難しいのです。私の食事指導の現場でも、痩せる方は食事のカロリーやお酒の量を控えさせれば簡単に落ちてくるので、やること自体は単純。ですが、もともと痩せ型ボディの人の体重が増えてくるまでは、年単位で養生が必要なことがほとんどなのです。

なかなか太れない人は食事を分食《ぶんしょく》にして、一回に食べる量を少なめにしても一日のカロリーを多く摂れるように指導します。このタイプの方々には、甘いものを「これでカロリーが摂れるから」と食事代わりに食べることに罪悪感がまったくない人も多いのですが、この習慣はタンパク質不足を招きます。
もしも、相談者さんにそんな習慣があるのなら、甘いものでの間食をやめ、おなかがすいたら少なめの食事を摂るよう心がけてください。具体的にはサンドイッチやおにぎりとチーズやハム・ソーセージなどのタンパク質の組み合わせです。
こうして、体重・体脂肪を適切な状態に導くことができると、皮膚も美しくなってきます。

症状

毎日シャンプーしているのに頭がかゆいです

（冷湿タイプと熱湿タイプをいったりきたり、40代、女性）

毎日シャンプー、リンスをして、ドライヤーで乾かしてから寝ているのに、頭がかゆいです。とくに冬に、首のつけ根の少し上のあたりや、耳のうしろのあたりがかゆくなります。関係があるかわかりませんが、しもやけにもなりやすいので、予防のために筋トレをしています。

冷湿タイプと熱湿タイプを行き来していて、かゆみが出る場所が首のつけ根の少し上のところと耳のうしろあたりですね。このかゆみが出る部位は胆経・督脈が走る部位です。このような場合、かゆみが出る位置の経絡や、それに関連する臓腑に問題があると考えます。この経絡ですと、ストレスが絡んでいることが予測されます。

しもやけの予防のために筋トレを行っていらっしゃるとのことなので、手足も冷えるのだと思いますが、東洋医学的には、これはひょっとすると気滞・気逆の症状なのではないかと思われます。

冷えるという症状にも、気が足らなくて体液がうまく巡らないのが原因の場合と、体内に湿気や熱が凝り固まってしまい、これによって経路が詰まってしまって巡らない場合があります。相談者さんの体質では体内に湿邪が多いので、後者であると思われます。

✿諸病源候論　巻之三十五　瘡病諸候　頭面身体諸瘡候✿

夫内熱外虚、為風濕所乗、則生瘡。所以然者、肺主氣、候於皮毛、脾主肌肉。氣虚則膚腠開、為風濕所。乗内熱則脾氣温、脾氣温則肌肉生熱也。濕熱相搏、故頭面身體背生瘡。其瘡初如、皰須臾生汁。熱盛者、則變為膿。隨瘥隨發。

❀現代語訳❀

内熱と外虚の状態では、風湿が乗り移り、瘡が生じます。その理由は、肺が気を司り、皮毛に影響を与えるためです。脾臓は筋肉を支配しており、気虚の場合は肌の毛穴が開き、風湿が侵入します。また、内部の熱が高まると、脾臓の気が温まり、筋肉に熱が生じます。湿気と熱が相互に作用し合うため、頭部、顔、体全体に瘡が生じます。最初はただの赤みであり、やがて膿《うみ》が生じます。熱が高まると膿に変化します。治癒と共に再発することもあります。

東洋医学では、このように説明されています。体内は熱があり、体表面の守りが足らなくなる状態、体内は実、体表面は虚証というアンバランスな状況です。ですので、表面は乾いて冷えた感じが出やすいでしょうが、中は熱気ムンムンの状況。熱は体の上部へ上りやすい性質があるので、頭皮に到達。湿邪を伴って内側から出口を求めると、湿疹として発現します。

対策は体内の湿熱を発散できるように運動を続けることと、湿熱が溜まりやすい食事を摂らないようにすることです。

症状 爪の表面がでこぼこです

（冷乾タイプ、30代後半、女性）

親指以外はそうでもないのですが、常に凹みがあります。貧血だとなりやすいと聞いたことがあり、万年貧血なのでそのせいかなと思いますが、貧血でなぜ爪の凹みができるのでしょうか？

鉄欠乏性貧血のときに起こる症状で、匙状《さじじょう》爪とかスプーンネイルと言います。

よく鍼灸師の国家試験に出るので暗記必須の事項です。鍼灸師の国家試験というのは、西洋医学の知識も問われるもので、さまざまな疾患に関して典型的な症状はどれか？　という設問も多く含まれています。スプーンネイルと言われる所以は、爪の中央が凹むからだそうです。

この形が現れる理由は、爪が貧血で薄くなった場合、手で物を扱う際、とくに物をつまんだりする作業の際に、親指の爪に一番大きな負担がかかるため、そこだけベッコリ凹んでしまうのだそうです。凹むことは二次的なもので、鉄欠乏性貧血によって爪が薄くなることが症状の本体なのですね。

ちなみに、物をつまむ動作のことを「母指対立運動」と言います。ネコの手と違って人間の手の親指は他の指と向かい合う形で配置されているので、大変細かい作業ができるのです。

相談者さんのようなタイプの方は、鉄剤を処方されても貧血があまり改善しないという方が多いです。臨床経験上、甘いもの好きで糖質過多の食事を摂っている傾向があります。

このような方々が運動をし始めて、甘いものを摂るのをやめて、タンパク質・野菜・炭水化物を揃えて食事を摂り始めると、鉄剤の効きも良くなるし、貧血が治るのです。これは推測の域を出ませんが、甘いものを摂りすぎていると、ビタミン類などを過剰に消費してしまうため、それが鉄の吸収になんらかの影響を及ぼしているのではないかと思っています。

爪に縦線が入ると胃が悪いなどと言われるのですが、生まれつき爪に縦線が入っている人もいます。ちなみに私は生まれつきすべての手足の爪に縦線が入っています。これは病気ではなく、遺伝的なもので爪の強度には影響しません。ちなみに爪は死んだ細胞でできているため、上からオイルを塗ったりして保湿しても、生えてくる爪の縦線は消えません。
東洋医学的には爪が割れるようであれば問題視します。爪が割れたり、筋肉が攣《つ》ったりする場合、肝血虚であると判断します。

✿聖済総録　巻第四十一　肝臓門　肝臓統論✿

氣虚、則為血不足。故目昏兩脅拘急筋攣、不得太息、爪甲枯、面青善悲恐、如人將捕之。皆肝虚之証也。

✿現代語訳✿

肝気虚は血不足を作り出す。だから、目が見えにくく両脇が固くなり、筋肉は攣って、息を深くすることができなくなり、爪が乾燥して割れ、顔は青く、やたら悲しんだり恐れたりして、誰かに捕縛されたかのようになる。これらはみんな肝虚の証である。

肝気虚から血虚が続発するため、同時に髪の毛がパサついたりもします。

症状 小さなほくろがたくさんあります

（熱乾タイプ、40代、女性）

主に肩から下、脚より上の胴体の部分に、小さなほくろのようなものがたくさんあり、歳を重ねるにつれて増えています。皮膚科では、疣《いぼ》と言われ、今後も増えるけど害があるものではない、とのことでした。できるだけ増やしたくないのですが、何か自分でできることはありますか？

これは皮膚科で言われる疣の典型的なもので、名前がとても……嫌な感じなんですよね。疣っていう名前もなんとも言えないのですが、正式名称は老人性疣贅《ろうじんせいゆうぜい》と言います。年齢を重ねると出る方が多いからこのような名前であるらしいのですが、じつは、若年者でもできます。なので、皮膚科の診察を受けて診断名を告げられてショックを受けるケースが少なくありません。疣にはヘルペスウイルスが関与しているものもあるのですが、老人性疣贅はウイルス関与はしておりません。皮膚の細胞自体の形成異常だそうです。

これに関しては、我々東洋医学の人間が、一番最初に出す答えは、ハトムギを服用せよというものです。ヨクイニンという名前で売られています。ただのハトムギなので、試みるのもハードルが低いでしょう？　意外と効きます。ですが、なぜ効くのかは謎です。
小さくて数があんまりないものだったりすると、大昔はお灸で焼き切る方法も使われていたようです。やってみた人の感想を聞いたことがありますが、ものすごく熱くて痛かったそうです。

✿聖済総録　巻第百一　面體疣目✿

艾上一味作炷、於疣目上炙之。三壯即除。

✿現代語訳✿

艾《もぐさ》で艾柱を作り、疣の上において施灸する。艾柱三つを三回にわけてすえると治る。

では、ほくろはどう考えるかというと。

諸病源候論　巻之三十一　癭瘤等病諸候　黒痣候

黒痣者、風邪搏於血氣、變化生也。夫人血氣充盛、則皮膚潤悦、不生疵瑕。若虚損、則黒痣変生。然黒痣者、是風邪変其血氣所生也。若生而有之者、非薬可治。面及體生黒点為黒痣、亦云黒子。

現代語訳

ほくろは、風邪が血液と相互作用し、変化して生じるものです。体内の血液が充実していると、皮膚は潤いがあり、欠陥や瑕疵《かし》が生じません。しかし、体力が不足していると、ほくろが生じることがあります。ほくろは風邪が血液の変化を引き起こす結果です。もし生まれつきほくろがある場合は、薬で治療することはできません。顔や体にできる黒い斑点がほくろと呼ばれます。

ほくろは気血の滞りと捉えます。赤ちゃんにほくろはとても少ないのですが、年齢を重ねるに従って少しずつ増えていきます。よく観察していると、ほくろは出たり消えたりしています。古典の考え方に従えば、突然ほくろができたところは気虚が発生していて、そこに血と風邪が鬱滞していると考えるので、経絡上にできていたりするなら、その経絡や司っている臓腑に問題が発生しているのだと捉えたりします。

症状　自分だけ必ず虫に刺されます

（熱湿タイプ、10代、女性）

複数人で同じ部屋で過ごしていても、自分だけが何カ所も蚊に刺されて、他の人はまったく刺されなかったりします。それも、一度だけではなく、そういうことが何度も起きます。

私もそうなのです、奇遇ですね。

まだ高校生だった頃、寮生活をしていたのですが、山の中の学校だったためにとにかく蚊がたくさん出て、一晩で数十カ所刺されたことがありました。ですが。同室の三名は一切刺されなかったのです。あまりにひどかったので、蚊取り器をつけていいかと聞いたのですが、「そんなに出てないでしょ？　殺虫剤嫌だなあ」と言われてそのままになってしまいました。

その次の週だったか、週末に実家に帰って日曜日の夜に帰寮したところ、同室三名が私の顔を見るなり謝ってきました。「ごめんね、りさがいなかったら蚊にものすごく刺されたの……」と。私が「蚊寄せ」になっていたため、他の人が刺されなかっただけだったのです。この体質は私の子どもらにも受け継がれており、息子も娘も、保育園で「若林さんだけものすごく刺されるんですよ……」と不思議がられていました。

蚊に刺されやすい人はさまざまなファクターがあるようです。

近年では、田上《たがみ》大喜《だいき》さんが、妹だけなぜ蚊に刺されるのかを研究し、足の裏の常在菌の種類が多いと刺されるのだと突き止め、足裏をアルコール消毒すると刺されにくくなることを発見しました。蚊の種類によっては、人間の頭の匂いやお尻の匂いなど、特定の部位の匂いに惹かれる習性があることも突き止めたそうです。

また、体温が高いと刺されやすいことも昔から知られており、赤ちゃんや子ども、妊娠中の女性、飲酒している人がターゲットにされます。

虫に刺されやすい体質に関して、古典の記載は見つけることができませんでしたが、蚊避けはありました。

✿聖済総録　巻第百四十八　馬汗入瘡　諸蟲齧✿

避蚊子、樗皮散方。
臭樗皮（細切）　阿魏　芫花　夜明沙（炒）　羅木（鎊）
上五味、粗搗篩。以慢火於房内之。

✿現代語訳✿

蚊を避けるための「樗皮散」の処方です。
―臭樗皮（梅檀《せんだん》の皮。細かく刻んだもの）
―阿魏（あぎ。フェンネルのこと）
―芫花（げんか。フジモドキの花）
―夜明沙（コウモリのフン。炒ったもの）
―羅木（生薬特定できず。削ったもの）
これらの五つの材料を粗く搗《つ》き、篩《ふるい》にかけます。そして、ゆっくりと火にかけ、部屋の中で焚《た》きます。

蚊取り線香のご先祖さまのようなものですね。それにしても、コウモリのフンを焚くと
どんな匂いになるのでしょうか。

コラム　非定型発達を東洋医学からみると

非定型発達の人、手を挙げて！　というと、けっこうあちこちで手が挙がるのではないかと思います。

近年、定型発達・非定型発達という言葉が広く知られるようになり、さまざまな発達傾向について理解が深まるようになりました。

定型発達というのは、人間が社会生活を営む中で必要とされる能力が一定レベル以上・平均的に発達するものを言います。

非定型発達というのは、それらにデコボコがあり、ある能力は飛び抜けているけれど、それ以外は人並み以下の発達だったり、人よりもゆっくりと発達していくものを言います。そのため、非定型発達の場合は、生きていくのに困難さを抱えやすいのです。

東洋医学の観点から非定型発達をみると、肝気・腎気の強さや量にアンバランスさを抱えているように感じます。

肝気が強すぎる場合、激昂《げきこう》しやすく、怒りっぽくなり、人の話を聞かずに突っ走ったり、場合によっては暴力的になったりすることがあります。いわゆるＡＤＨＤ、「注意欠如・多動症」にあたる状態が発生するのです。

この傾向がある場合によく使われる漢方が、抑肝散です。その名前のとおり、肝気を抑える薬です。ＡＤＨＤに見られる多動性・衝動性・暴力性は、認知症の老人にもよく見られる傾向で、小児と同じように抑肝散を使うとおさまることが知られています。

腎気が少ない場合、人とたくさん関わると疲れてしまうので人付き合いを敬遠したり、何かをするのを億劫《おっくう》だと感じたり、ゆっくり自分の速度でやりたがるのでちょっと頑固になったりします。

これはＡＳＤ、自閉スペクトラム症にあたる状態です。「人との関わりが苦手」「こだわりがある」というのが自閉スペクトラム症によく見られる傾向なのです。

この場合によく使われる漢方が、六味丸《ろくみがん》です。六味丸は生まれつき先天の精＝腎気が足らない子どもに投与するために作られた薬で、もともとは脳も含めた体の発達を促すための薬でした。

私はおそらく軽度の非定型発達で、子どもの頃は部屋はぐちゃぐちゃで片付けられず、思いつくままにいろんなことをして熱中しては放置するのを繰り返し、音や光や匂いに対しての過敏性もあって、運動能力がとても低いという状態でした。

これが徐々に発達して現在の状態になっています。私自身、自分の状態を自力で認識して少しずつ世間にアタッチするように工夫していったので、自分の子どもらに似たような傾向が見られたときに「まあそうだろうね！」と、自分が工夫した方法をそのまま適用していきました。結果、子どもらは世界にアタッチするのが早くなり、快適に過ごせているようです。

大人の発達障害と呼ばれる状態では、抑肝散ではなく抑肝散加陳皮半夏《かちんぴはんげ》を利用することが多いです。陳皮で気の巡りを作って、半夏で胃の水滞を改善して消化器を整える処方です。

社会との関わり合いですでに困難さを抱えている場合、さらに疲労も重なっていることが多いので六味丸を同時服薬したり、抑鬱状態に対応する薬を重ねて使ったりもします。

第5章

出もの腫れものの謎

いろいろ「出る」のは、何かが体内に余っているか、出るものを抑える力が減っているかが原因になっています。過剰は減らして、不足は増やして対応します。

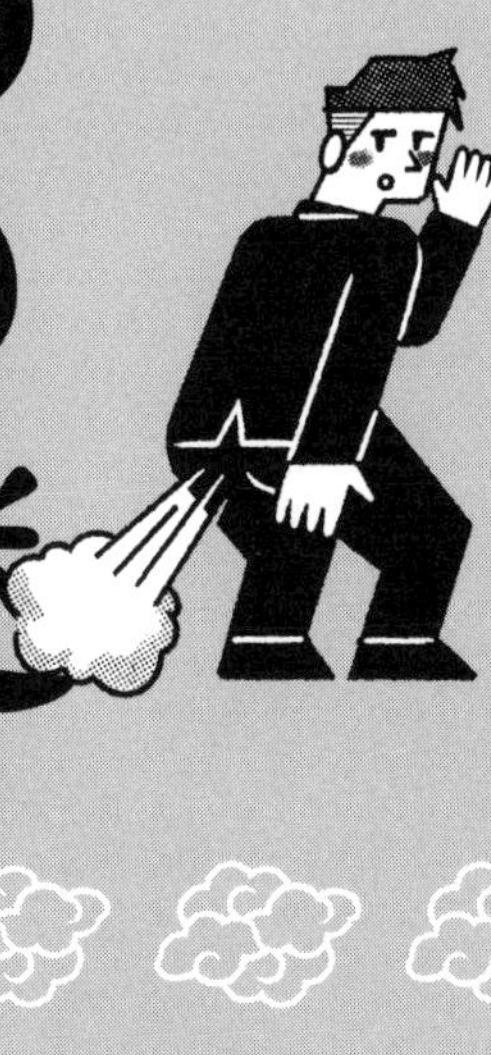

症状

手汗が止まりません

（熱乾タイプ、20代、男性）

基本的に乾燥肌なのですが、手のひらだけ汗っかきです。手に関しては常に潤っているのですが緊張すると水浸しになります。恋慕う異性と手をつなぐ際に相手に引かれてしまわないか心配です。

手汗。相談者さんの「恋慕う」って表現が素敵ですね。これは、精神性発汗というもので、交感神経の緊張で汗が出るものです。同じく緊張によって発汗するところがあって、脇の下と足の裏、頭です。

私この間、カポエイラの稽古中に、初めて担当する打楽器を叩いたのだけど、一気に脇の下に発汗しました。脇汗、どばぁって。精神性発汗は体の自然な反応なので、完全に止めることはできません。ですが、体に過度な緊張を起こさないことで汗の量を抑えることはできるでしょう。

黄帝内経　素問　宣明五気篇第二十三

五藏化液、心爲汗、肺爲涕、肝爲涙、脾爲涎、腎爲唾、是謂五液。

現代語訳

五臓が作る液は、心臓は汗、肺は鼻水、肝臓は涙、脾臓はよだれ、腎臓は唾。これを五液と呼びます。

東洋医学の古典では、汗は心の液といい、心が動けば汗が発生する訳です。なので、緊張すれば汗が大量に出る、と説明するのです。

ところで相談者さんは普段、運動習慣はありますか？　日常的に運動で発汗して、全身の汗腺の働きを良くしておくことで、一部分に過度な発汗が起こるような自律神経の過剰な反応を減らすことができます。乾燥肌だそうですし、おそらく体全体の発汗量が少ないのではないかと思われます。

また、副交感神経の訓練として、呼吸法もおすすめします。

1. 口をすぼめ、ゆっくりと糸を吐き出すような気持ちで全部吐き切る
2. 吐き切ったら体の力を抜くと一気に空気が入ってくる
3. これを繰り返す。吐くほうが長く、吸い込むほうは一瞬で行うのを守ること

リラックスだけを追求するとうまくいかないのが呼吸法。教わる先によってはスピリチュアルな方面にはまり込んでしまったりもします。精神性発汗をコントロールするのに、スピリチュアルは必要ないので、腹筋や背筋と同じようなボディワークとして捉えてやってみてくださいね。

症状 夏は汗かき、冬は冷え性です

（冷湿タイプ、20代、女性）

小さい頃から暑がりかつ汗かきで、夏場に外出する際はハンドタオルが欠かせません。そのわりには、冬になると手と足先が冷えるので今度はカイロが必需品になります。体温調節が苦手なのかなぁとぼんやり思っていたのですが、年々ひどくなっている気がするのでここらで終止符を打ちたいです。

これは、おそらく衛気不足です。東洋医学的には、衛気という皮膚表面を巡る気と、営気という体の奥を血液とともに巡る気があると考えられています。質問者さんの場合、皮膚の表面を閉じておくための衛気が足りず、体内から気が漏れ放題になっている状況です。たぶん、筋力も少ないタイプではないでしょうか。西洋医学的に言うなら、手足の先にある毛細血管や汗腺を開閉する自律神経の失調ということです。

❀諸病源候論　巻之八　傷寒病諸候下　傷寒病後虚汗候❀

夫諸陽在表、陽氣虚則自汗。心主於汗、心臟偏虚、故其液妄出也。

❀現代語訳❀

すべての陽は表にあるが、陽気が虚すれば汗が勝手にダラダラ出始める。心は汗を司るため、心臓が虚に傾くとこれも液がみだりに漏れ出ることになる。

運動量を増やすことである程度の解決を見ます。発汗や、毛細血管を拡張・収縮させる力は訓練によって改善します。筋トレと同じだと思ってください。

また、温冷浴という、温かいバスタブに浸かってから、手足の先だけ水にさらす（冷水ではなく二五度以下程度で良いです。シャワーをざっとかける方法でＯＫ）方法を毎日続けてみてください。これは、手足の毛細血管の収縮を促す訓練方法です。全身の冷水シャワーをおすすめされることも多いのですが、手足だけで十分効果がありますので。

筋肉量も大切です。隠れ肥満タイプだったりしませんか？　この場合、保水力が低下します。脂肪組織は水をあまり含めないのに対して、筋肉はたっぷりの水を含めるから、これによって体温調整がうまくいくのです。ですので、適正な筋力と体脂肪率をめざしましょう。

症状 自分の体臭が気になります

（熱湿タイプ、60代、男性）

朝起きたときに、自分の寝床から、なんとなく匂いがするような気がしています。寝る前にはお風呂に入りますし、寝ているときにすごく汗をかいているということもないのですが……。

いくつか匂いが気になりやすい場所が人間には存在しています。足・脇の下・髪の毛・陰部・口……あたりでしょうか。はっきりと自分で匂いが確認できている場合は、それに対応する手当てをすることが必要です。

脇の下や足の匂いならミョウバンが配合されているクリームやローションなどが販売されています。私は制汗スプレーよりも効果が高いと感じます。陰部は多少匂いが発生するのが普通です。人間が臭い匂いと感じる体臭は、動物では性的アピールの匂いであり、人間も動物である以上、生殖器周りはそのような匂いを発するのが普通なのです。文明開化してしまった人間としては、嫌ですけどね。

口臭も気になるものだと思います。とても丁寧にケアをしていても、人の口内にはものすごい数の細菌がいますから、それなりに匂いが出やすいものです。それでも昔に比べれば、口内衛生を保つ方法はずいぶん進化していて、匂いはかなり減っているはずです。

ちなみに「健康な小児は臭くない」というのは幻想だと思います。彼らは汗腺は大人と同じ数なのですが、体表面はまだ狭いので汗っかきです。さらに大人より活発に動きますから、これが足の匂いの原因になるのです。

それと、子どもはわりと口臭がします。東洋医学的には子どもは成長過程にあるため、体を育てるために必要な熱が多く、これが胃の中に貯留していることがあるので口臭が出やすいというのです。大人でも胃熱があると口臭が出ます。この場合、舌が鮮やかな紅色で、場合によっては舌苔《ぜったい》が黄色になっていたりします。

✿諸病源候論　巻之三十　唇口病諸候　口臭候✿

口臭、由五臟六腑不調、氣上胸膈、然腑臟氣臊腐不同、蘊積胸膈之間、而生於熱、衝発於口。故令臭也。
養生方云空腹不用見臭尸。氣入脾、舌上白黄起、口常臭也。

✿現代語訳✿

口臭は五臓六腑の不調によって、気が胸や横隔膜へ上ってしまい、胸や横隔膜の間に蓄積してそれぞれ熟して腐って熱を生じ、口へ上がってきます。だから臭うのです。
養生法：空腹は不必要に口臭を作る。気が脾に入ってしまい、舌の上に白苔や黄苔を作って、常に口が臭うようになる。

口臭というのは古代中国でも大問題だったらしく、「鶏舌香《けいぜっこう》」という口の中に含むお香があったそうです。

❀聖済総録　巻百十八　口舌生瘡　口臭❀

治口臭、去熱毒、鶏舌香丸方。

鶏舌香（一兩）藿香（半兩）零陵香（一分）甘松香（一分）當歸（切焙）桂（去粗皮各三分）木香（半兩）芎（三分）莎草根（去毛一分）草豆蔻仁（半兩）檳榔（銼五枚）白芷（半兩）

上一十二味、搗羅為末、煉蜜和丸、如鶏頭大。綿裹含化咽津、以瘥為度。

❀現代語訳❀

口臭を治し、熱毒を消し去る、鶏舌香の丸薬の作り方。

クローブ　パチューリ　バジル　甘鬆香（ジャタマンシ）　当帰（セリ科トウキまたはホッカイトウキの根）　シナモン　木香（キク科モッコウの根）　川芎（セリ科センキュウの根茎）　莎草根（香附子）　草豆蔻仁（カルダモンの一種）　檳榔　白芷（セリ科ヨロイグサの根）

これらを粉末にして蜜で練って鶏の頭の大きさに丸める。わたに包んで口に含み、唾液を飲んで治療薬とする。

古典的なブレスケア薬の仁丹《じんたん》みたいなものですね。今の若い人はご存じないかもしれないですが、銀色の粒のブレスケアで、昭和のおじさんたちはなぜかみんな仁丹の匂いがしたのです。

朝起きたときに布団の中から匂いがするような気がするということだと、全体から発散している匂いなのかもしれませんね。仁丹は口から食べるものですが、全身に匂いが回ります。ひょっとしたら何か食べ物で匂いが強めのものを常食していたりしませんか。もし思い当たる節があったら、それを取り除いてみましょう。解決するかもしれません。

今はいろいろな体臭ケア商品がありますから、全員が仁丹の匂いということはなくなりました。たいてい、自分で自分の匂いが気になるというのは気にしすぎの場合が多いので、毎日お風呂に入って歯磨きをし、シューズケアをしているのであれば、あまり気に病まないようにしましょう。

症状 おならがよく出ます

（熱湿タイプ、70代、男性）

人に比べて、よくおならが出ます。それほど匂いはないのですが、音が出るだけでも家族に嫌がられますし、外出先だと恥ずかしいです。減らすことはできますか？

いや、私もよく出るんですよ。おなら。臭いか臭くないかでだいぶ違います。臭い場合は、タンパク質や脂質の摂りすぎで、腸内で悪臭成分を作り出す細菌類が増えている状態です。この場合は腸内が不健康な状態になっているので、食事内容を整えることで改善させます。

臭くない場合はいくつか原因があります。

一つめは、繊維質のものが腸内で細菌に分解されたときに出るガスが多い場合。芋類や牛蒡《ごぼう》などでおならが増えるというのがこれですね。主成分がメタンガスなので匂いがあまりありません。こちらはとくに健康上の問題はないのですが、うっかり人前でおならをするとちょっと恥ずかしいのが問題ですね。少し食物繊維の量を控えるようにします。

二つめは、呑気症《どんき》というものがあります。空気を飲んでしまっている人がいるのです。これはストレスがかかると発生しやすく、ひどいとおなかがパンパンになるほど飲んでしまうこともあるそうです。

もともとただの空気なので匂いはほぼしません。空気を飲むのをやめれば止まるので、原因となっているストレス対処が治療方法です。あまりにひどい場合は精神科での治療対象になるそうです。

三つめ……これが私のガス腹の原因だったのですが、炭酸水をよく飲むかどうかです。これも腸内に溜まった炭酸ガスが原因のため、匂いはほとんどありません。

私は運動中などに甘くない炭酸水をよく飲む習慣があるのですが、これがおならの原因になっているとは思いもよらなかったのです。炭酸水を飲まないようにしたらガス腹が改善したという話を聞いて、ひょっとして……と思って飲む量を減らしたところ、本当におならが減りました。今は、ガスが出ると困るときには事前に炭酸水を控えるようにしています。

傷寒論　巻第九　弁可下病脈証并治第二十一

陽明病、讝語發潮熱、脉滑而疾者、小承氣湯主之、因與承氣湯一升。腹中轉氣者、更服一升。若不轉氣者、勿更與之。

現代語訳

精神に異常をきたして訳のわからないことを言い、熱が上がったり下がったりして、脈が滑《かつ》で疾《はや》いものは、小承《しょうじょう》気湯《きとう》という下剤を一升与えなさい。おならがおなかの中に溜まっているなら、さらに一升与えなさい。もしおならが出ないなら、重ねて服薬させてはならない。

小承気湯は下剤です。それを、メンタルに異常をきたした人の治療に使用しています。便やガスが出るとメンタル異常が改善するのです。このように、東洋医学では便通異常とガス腹はメンタル異常にも関連すると言われるのですが、腸内細菌の異常はメンタルの不調につながることが西洋医学的にもわかってきています。お腹の中を整えて気持ちもスッキリ生活したいものですね。

症状

しゃっくりが止まらなくなることがあります

（熱湿タイプ、40代、男性）

一度しゃっくりが出始めると、かなり長い間止まらず、まわりにも心配をされて、恥ずかしい思いをします。「驚かされると止まる」というやり方以外で、止める方法はありますか？

しゃっくりを止める漢方薬があるのをご存じですか。

✿厳氏済生方　巻之二　咳逆論治✿

柿蒂湯。治胸満、咳逆不止。

柿蔕、丁香各一兩。

右㕮咀、毎服四錢、水一盞半、姜五片、煎至七分、去滓、熱服。不拘時候。

❀現代語訳❀

柿蔕湯《していとう》。胸が詰まって咳が込み上げてきて止まらないのを治す。

柿のヘタ、クローブ各一兩。

上記を刻んで、毎回四錢ずつを、水一杯半と、姜五片とともに煮込んで七分までに煮詰め濾して、熱いまま服する。いつでも使える。


ここでいう咳逆とはしゃっくりのことです。柿のヘタとクローブ、生姜を入れた飲み物ですね。病的に止まらないしゃっくりの場合、現代でもこれが処方されることがあるのです。そして意外なほどよく効くのだとのこと。

実際私の知り合いも、昼夜を問わず一週間以上ずっと出続けるしゃっくりに対して柿蔕湯が処方され、服薬していたらピタッと止まったそうなのです。しかし、かなり病的なしゃっくりでもないかぎり、この薬が処方されることはないようです。なんせ一週間以上続くしゃっくりです。私は、どんなに長引いたしゃっくりでも、ここまで続いたことはありません。

これよりも身近な漢方でしゃっくりを止められることがあります。これは西洋医学的にしゃっくりの機序を考えた際におそらく誰でも思いつくことではないかと思います。

しゃっくりは、横隔膜の痙攣《けいれん》であり、筋肉の攣縮が起こることが原因です。このため、筋肉が緊張するのを抑えさえすれば止まることがあるのです。このような場合に一般的に使用されるのが、足が攣ったときに使われる芍薬甘草湯《しゃくやくかんぞうとう》です。筋肉が攣縮を起こすという点では、横隔膜でも、ふくらはぎの筋肉でも同じだからです。

ちなみに、柿のヘタの薬とともに記載されていた経穴があります。

✿厳氏済生方　巻之二　咳逆論治✿

其法婦人屈乳頭向下、盡處骨間是穴。丈夫及乳小者、以一指為率。正男左女右、與乳相直間陥中動脈處、是穴。艾炷如小豆許、灸三壯。

✿現代語訳✿

女性は乳首を下向きに曲げ、骨と交わる点を見つけます。男性や乳小さき者の場合は、一本の指を使用します。男性は左側、女性は右側を使い、乳首から垂直に下を指し、へこんで動脈の拍動するところ、これが経穴です。小豆大の艾で三壮施灸します。

私はやったことがありませんが、小豆大の艾で三壮（三回お灸をすえる）はかなり熱いな……と思います。ですので、ペットボトル温灸で効くかどうかはわからないのですが、一度試してみてください。

症状 くしゃみがたくさん出ます

（冷乾タイプ、20代、女性）

一度に三回は当たり前、多いと一〇回連続出ることも。症状は小学生の頃からあり、年間を通してのことなので、花粉症ではないと思います。市販の点鼻薬は効果を感じられませんでした。くしゃみのしすぎで頭がボーッとする、体がダルい、ということもしばしばです。

東洋医学ではくしゃみのことを、「噴嚔」と書きます。これは、肺が弱くて、肺から気が逆巻いてしまうというものだと考えられているのです。相談者さんはたぶん肺と腎が弱いタイプだと考えられます。

この二つが弱いと、気の量が少なく、巡りも悪いと考えるのです。おそらく皮膚も弱いと思います。市販の点鼻薬が効かないのもまあ当たり前と言えば当たり前。問題はそこではないのです。

三七頁で「素問　宣明五気」から引用したとおり、あくびとくしゃみは腎に関係すると捉えます。くしゃみのしすぎで頭がぼーっとする……これは、東洋医学だと、気が外に飛び出しすぎて腎に戻らなくなるためと考えるのです。

呼吸すると、大気から「天の気」を体に取り込むのですが、これは臍下丹田《せいかたんでん》、腎のタンクみたいなところに納められるとされます。呼吸の「吸う」ほうは腎が、「吐く」ほうは肺が司っているとされています。腎気が足らないと気がおりてこず、くしゃみがよく出て気が頭に上りっぱなしになり、結果的にだるいとか、ぼーっとするという症状につながるとのこと。

西洋医学的に言うなら、これは気温差による反応ではないかと思います。自律神経系の問題です。寒冷蕁麻疹をご存じですか。これは寒さ刺激を体が異物の侵入と勘違いしてしまい、蕁麻疹という炎症反応が起こってしまうものです。それと同じで止まらないくしゃみも、寒さの刺激を体に害のあるものと勘違いしてしまい、くしゃみという外敵を排除する反応を繰り返し体に起こさせてしまうと考えられるのです。

こういう場合は、おおもとの体の力を増やすことに注力します。まずは、睡眠をきちんと確保し、食事の量をしっかり摂って、ボディに少し厚みを作ってください。

症状 咳が続いています

（熱湿タイプ、60代、女性）

普段は出ないのですが、話をしようとしたり、笑ったり、食事をしていると咳が出ます。おなかから出ている感じで、喉に炎症があるわけではありません。朝はそれほどでもなく、夕方になるにつれてひどくなります。疲れているときは、とくに悪化する気がします。痰も出て、固くて白いです。からんで出にくくて困っています。

相談者さんの体質は熱湿タイプ、固い痰があり、疲労で咳がひどくなるとのこと。夕方になるにつれひどくなるという場合、日中活動して陰気が足らなくなり、それが原因で体の下のほうに気を引き下げることができなくなって咳が発生するのでしょう。普通の咳止め薬はほとんど効かないはずです。

熱湿タイプの方はもともと、元気いっぱいの人が多いのですが、それが疲労で咳が出るということは、なんらかの理由で気が足らない状態が併発しているのかなと思います。こうなると、呼吸を深くすることができず、体内の余分な湿気を押し流す気力も足らず、呼吸器に痰が停滞したり咳が出たりします。

諸病源候論　巻之十四　欬嗽病諸候　咳逆候

咳逆者、是咳嗽而氣逆上也。氣為陽、流行腑臓、宣發腠理。而氣肺之所主也。咳病由、肺虚感微寒所成、寒搏於氣、氣不得宣、胃逆聚還肺、肺則脹滿、氣逆不下、故為咳逆。其狀、咳而胸滿而氣逆、髆背痛、汗出、尻、陰股、膝、踹䯒、足皆痛。其湯熨針石。

現代語訳

咳逆《がいぎゃく》は、気が上向きに上る症状を指します。気は陽性と考えられ、体の臓器間を循環し、皮膚のきめを開いたり閉じたりします。気は肺が司るものです。咳の病態は、しばしば肺の虚に軽い寒さが加わり、その寒さが気の流れを阻害して滞らせ、胃に逆行して集まり肺に帰り、肺が張ったような感じになり、気が下がらなくなることにより引き起こされます。その病態は咳が出て胸が張って気が逆巻き、肩甲骨と背中が痛み、汗が出て、臀部《でんぶ》、内股《うちまた》、

膝、すね、足までみんな痛みます。治療法は、漢方を飲む・熨《い》法・鍼を行います。

肺の気が上逆すると咳が出るという仕組みです。肺の気は陽気なので放っておくと上昇してきてしまうため、陰気が下に引っ張っているのです。相談者さんの場合は肝気が上逆して余計に上ってくるのでしょう。また、薄い痰が出るのは痰飲がある場合です。痰飲とは、下記に説明されているものです。

✿諸病源候論　巻之二十　痰飲病諸候　痰飲候✿

痰飲者、由氣脈閉塞、津液不通。水飲氣停在胸腑、結而成痰。

✿現代語訳✿

痰飲は、気と血管の流れに閉塞があるときに発生し、体液の通過に障害が生じます。これにより、水や体液が胸部と腹部に溜まり、痰が形成されます。

このような咳の場合は漢方薬がうまく適合することが多いのです。どのようにして治していくかというと、まずは体内の湿気を改善するため食事内容を改善します。湿気を溜めやすくなる食材を減らしていくのです。具体的には、大量の炭水化物、甘いもの、脂っこいもの、味の濃いもの、赤みの肉、アルコールです。このあたりの食べ物は、ストレスがかかると食べすぎる傾向になるので、思い当たる節があるのではないでしょうか。

次に、湿気を巡らせ発散させるために、散歩などの運動を加えます。

これらを行って、体内の湿気が減ってきたら、ようやく咳の治療に入ることができます。ここは専門家に相談しないと難しいので、ぜひ鍼灸院、漢方外来や漢方薬局で相談してみてください。

症状 口内炎が月に一度はできます

（冷乾タイプ、20代、女性）

口内炎が月一回くらいできます。気づいたら一個〜三個ほどできています。とくに唇の裏側にできることが多いです。また口内炎ができたところを思わず触ってしまったり噛んでしまったりしてなかなか治りません。予防方法はありますか？

口内炎が月に一度はできる！　口の中を噛んでしまうとできたりしますが、「気づいたらできている」というのはちょっと怖いですね。

歯医者さんに歯並びを指摘されたりしたことはないですか？　もしくは、歯科治療の跡が粘膜に当たっている部位があるとかはありませんか？　このような場合は歯から治さないとならないですし、接触刺激によって口内炎ができやすいところは口腔がんになりやすいので、はやめに対処しないとならないのです。まずは歯科・口腔外科で診察を受けてみてください。

もし歯が原因ではないとしたら、食事の栄養素は足りているでしょうか。ＢＭＩはどのくらいなのでしょう。粘膜が弱くなるということは、タンパク質や脂質、ビタミン類が足らないなどが予想されるのです。ビタミンＢ２、Ｂ６、Ｃなどが足らないと口内炎ができやすくなるのですが、野菜とか豚肉とか摂れていますか？　甘いものをたくさん食べていないでしょうか？

まずそのあたりをしっかり改善してから、どう治療していくかを考えたほうがいいでしょう。普通の養生がある程度できていたら、そんなにたくさんかつ頻繁に、口内炎が発生することはありません。

東洋医学的には、半夏瀉心湯《はんげしゃしんとう》のぶくぶくうがいを使うことが多いです。これは、抗がん剤治療による口内炎に利用すると改善することが多いという話です。実際、やってもらうと効果があります。また、飲まないでいいので体に対する負担が少なく、胃腸が弱くなりやすい・吐き気が出やすい抗がん剤治療にはもってこいの方法なのです。抗がん剤由来でなくても、難治性の口内炎には半夏瀉心湯のうがいを試してみるのがいいと思います。

古典では口内炎をどのように捉えているかというと。

✿聖済総録　巻第百十七　口歯門　口瘡✿

論曰口瘡者、由心脾有熱、氣衝上焦、熏發口舌、故作瘡也。又有胃氣弱、穀氣少、虚陽上發而為口瘡者。不可執一而論、當求所受之本也。

✿現代語訳✿

口内炎は、心と脾から発生する熱によって引き起こされ、熱い気が体の上部に向かって上昇し、口や舌に影響を与え、発生します。さらに、胃の気が弱く、穀物のエネルギーが不足している場合、虚陽が上昇し、口内炎を引き起こすことがあります。したがって、単一の説明ではなく、根本的な原因を求めるべきです。

心脾に熱がある場合を二つに分けて説明しています。相談者さんは虚陽の上がるほうだと思われます。食べる量が足らなくて体内の陰気が足らなくなり、虚熱が燃え上がるようにして口腔内に炎症を起こすものですね。しっかり寝て食べることをがんばりましょうね。

コラム 私の「謎の症状」

私は子どもの頃、年に何度か明晰夢《めいせきむ》を見ることがあり、それは中学校くらいまで続きました。しかも、その夢に出てくる街は、いつも同じ街なのです。

幼稚園の頃くらいの記憶では、その街に行くと必ずサメに食われて死ぬ結末になるのです。とにかく、夢の中で「あ、またここに来ちゃった」と思って、海のほうへ絶対に行かないですむように毎回毎回逃げ回るのですが、どうしても最後は海に連れて行かれ、ものすごく大きなサメに食われるところで目が覚めるのです。

まだ小さい子が年に何度かサメに食われて死ぬ夢を見るとなると、やはりとてつもない恐怖でして。どういうわけかそのうち、「布団から手足が出たらお化けに襲われる」と思うようになり、眠りにつくまで首から上以外絶対に布団から出さないようにして寝るのが何年も続きました。

その際、決まった「かい巻《まき》」がないと眠れないのです。かい巻というのは、和服の形をした布団で、袖がついているのです。これをかけて、首しか外に出ないようにして眠っていました。どうしてもそれがないと眠れないのですが、親がたまになんとか取り上げて洗濯に出すことがあるわけです。そうすると、夜は大騒ぎで、泣き叫んで眠らないのが数晩続いてしまうのです。親は大変だったろうと思います。

小学校に入ると、「サメに食われる」以外の殺され方のバリエーションが発生してきました。出てくる街は同じなのですが、銃殺刑が導入されます。海に行くのをなんとか回避すると、今度は違う場所でライフル銃で蜂の巣にされるのですよ……いったいなんなんだろうこの夢、と見るたびに思っていました。

さすがに中学校に入るとこの手の明晰夢を見ることは減ってくるのですが、今度は殺されるのではなく、人体実験のモルモットにされそうになるのから逃げ回るのです。同じ街に総合病院があり、受付が双子の田原総一朗そっくりのおじさん。なぜかどうしてもその受付に辿り着いてしまい、なんとか逃げようとするのですが、追っ手に捕まって謎の注射をされそうになっているところで目が覚めるのです。

「サメに食われる」「銃殺刑」「人体実験される」となんとも言えないひどい目に遭う街なのですが、最後の最後に見たのは「死人と恋愛関係に陥る」という、もう何がなんだかわからない夢でした。

『ゲゲゲの鬼太郎』の目玉のオヤジは、あの姿になる前は崩れかけた体を包帯でぐるぐる巻きにした化け物だったのを知っていますか？　あれと同じく全身包帯で巻かれているのですが、衣服はイギリス紳士のような出立ちで、中折れ帽まで被っている人と知り合って恋愛関係になるのですよ。

その包帯紳士は「もうおわかりでしょうが、私は死んでいるのです」と言って、包帯を一部解いて見せてくれるのです。その皮膚は緑色に変色していて、「はい、知っています」と私は言うのです。そのときの胸を締め付けられるような切ない気持ちはいまだに覚えています。ああこの人は死んでいるから、これ以上一緒に過ごすことはできないのだ、と。

……もう何がなんだか。この夢を見たのは、息子が生まれて数年経った後だったような記憶があります。これ以降、夢の中でこの街に迷い込むこともなくなりました。なんなんでしょうねこれ。誰か教えてください。

第6章

心の謎

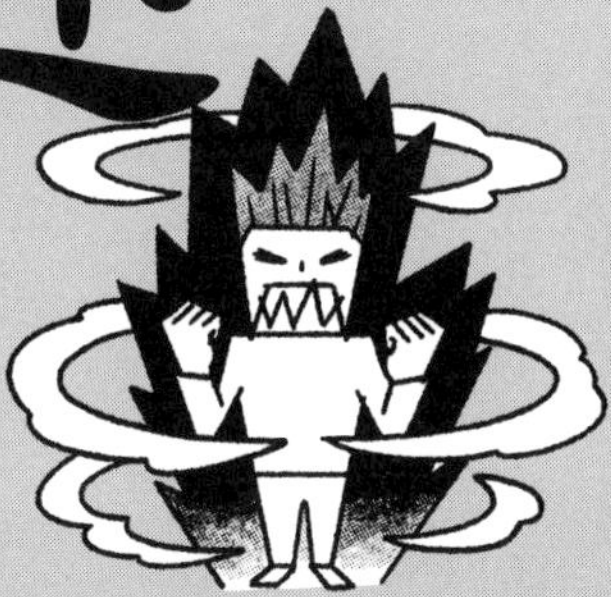

たいてい、五臓のパワーバランスの悪さで発生してきます。どれかが強すぎると爆発しますし、どれかが弱いとさまざまな出来事にやられて気持ちがへこむのです。

症状

すぐに言い訳をしてしまいます

（冷乾タイプ、30代、男性）

上司に注意されたりすると、「それはこういう理由で」「あの人だってそうじゃないですか」などと、頭の中が言い訳でいっぱいになって、注意されている内容も途中から聞いていないような状態になってしまいます。何か言われたときに、反射的に言い訳をしてしまうのを止める方法はありますか？

すぐに言い訳をする人は、愚痴をたくさん言う人とイメージがかぶる気がするのですが、相談者さんはどうでしょうか。わりと頻繁に、愚痴も言うのではないでしょうか。「でも……」「だって……」「……だったから」と言いながら、「あれはあっちが悪いのよ」「ほんとあの人がひどくって」と、なんらか愚痴っているような。

これはおそらく、脾虚＋肝実という東洋医学的な不調を抱えている状態ではないかと思われます。東洋医学では、第1章末のコラムに書いた五行説により、それぞれの感情は五臓から発生するとされており、それぞれ肝は怒る、心は喜ぶ、脾胃は思い悩む、肺は悲しむ、腎は恐怖するという感情の源だと考えられています。

体力的にしっかりしている場合、言い訳するよりも文句が出てきたりします。これは、肝気が実していて、外側に向かっていく爆発力があるので、ぷりぷり怒ってガンガン文句を言うのです。なので、「できるわけがない！」「そんなバカなことがあるか！」「そっちがおかしい！」と、いろんなことを怒りとともに突っぱねる傾向があります。

ですが、この肝が実している状態とともに、脾胃の虚が併発すると、肝気の爆発力に弱さが発生。こもりがちになって地味に内側で燻《くすぶ》る感じになります。脾虚の場合、ぐるぐるとどうにもならないことを考え続けて行動に移せず、右往左往する感じになるのですが、これに肝気の鬱屈した力が加わると、ぶちぶちと言い訳をしながら愚痴る……という合わせ技一本！　な表現形になるわけです。あまり嬉しくないですね。

言い訳をせずにできるだけ速やかに行動を起こしたいと願っていらっしゃるのであれば、まずは脾虚を治すのが先決です。

第1章末のコラムにある五味と書かれているところを見てください。これは各臓腑を元気づける味わいとされているものなのですが、突出して一つの味を食べ続けると、その臓腑に過剰なエネルギーが集中することになり、結果として壊れてしまうのです。

ですので、質問者さんがもし、甘いものを毎日食べていたり、炭水化物に偏った食生活をしている場合はそこから治していくことが大切です。それと同時に、肝気が鬱屈しているのも治していくことも大切。肝気が強くなりすぎた場合は運動することが解決の近道になるのです。ラジオ体操でもなんでもいいので動いてみましょう。

ものすごく古い曲で恐縮なのですが、バービーボーイズの「ショート寸前」（一九八七年）という歌がありまして。そこに、

泣きじょうごのコメディアン
日曜日にひとりマスコットにあたる
スケジュールをやぶく

泣きじょうごのコメディアン
日曜日にひとり冷蔵庫をあさる
チョコレートでふとる

という、ものすごく脾虚＋肝実症状っぽい描写があるのです。情緒不安定な感じで甘い

ものを常食しており、メソメソしつつ愚痴って言い訳をするんだろうな、甘いものやめて日曜日外出して体動かしたらいいのに……と思いながら、たまに聴き返しています。

症状
忙しくて心がザワザワします

（冷湿タイプ、30代、女性）

仕事がパンパンで忙しくなってくると、心がずっとザワザワして、大好きなはずの読書がまったくできなくなってしまいます。隙間時間はあるのに、義務のようにスマホゲームをしてしまったり。忙しいといっても定時に帰れて自由時間はあります。心のザワザワをリセットできる対処法はありますでしょうか。

これは私にもときどきあります。いったいどうしているかというと、いったん読書など頭を使うことを全部放棄するのです。

この間は、近々にやらなければならない仕事を全部書き出したら多すぎて少々パニックになり、「あ、ダメだ」と思ったのでそのままブラジリアン柔術の稽古に子連れで行ってしまいました。「心がザワザワする」場合は、体をザワザワさせてバランスを取るといいのです。

これを東洋医学的に説明すると、心がザワザワするという状態は、肝実ないしは心熱と捉えます。体の上部に熱が上がってくるような状態で、頭の使いすぎでのぼせているようなものだと思ってください。これは上実下虚《じょうじつかきょ》という状態で、頭寒足熱《ずかんそくねつ》の逆になるのです。沸かし直したお風呂にうっかり入ってしまったことはありませんか。もしくは、電子レンジで温めたスープとか味噌汁をグッと飲んだらつらい気持ちになったことは？　お風呂もスープも、たいてい底のほうが冷たいままですよね。私も何回も経験があります。

やらなければならないことはただ一つ……一度かき混ぜて均一にして、再度加熱すること。混ぜるだけではなぜかたいていぬるく仕上がるので、もう一度温めますよね。お風呂の場合は再度つぎ湯することが多いでしょう。

この「一回かき混ぜて再度加熱」と同じ効果があるのが、運動だと考えられているのです。体の上部に集まった熱を、横隔膜より下をしっかり動かすことによってかき混ぜておろしてきて、さらに気血を巡らせて温めるのです。熱が偏在している体も、かき混ぜて均等にならすとたいていの場合、なんとなく冷えた感じがします。ですので、もうちょっとがんばって動くと、全体に元気が出てきます。

元気が出てきたところで、読書など頭を使う作業に入ると、スムーズにリラックスモードに入れるのです。注意点は、夜寝る直前に、ブラジリアン柔術のスパーリング（試合形式の練習。五分間動きっぱなしで戦います）のような激しい運動をしないことです。

私は夜の九時半〜十時半の稽古に行くことが多いのですが、慣れるまではまったく寝つけなくなりました。極端に運動強度が高いものを睡眠直前に行うと、交感神経優位に振れすぎてリラックスできなくなるので注意してください。

症状

怒髪天を衝いてしまいます

どうやら怒りの沸点が他人よりも低いようで、家族に対しても、仕事場の同僚に対しても、瞬間的に怒りが湧いてきつめの言葉で言いつのってしまいます。しばらく時間をおくと、自分でも言いすぎたな、と思うことが多いです。

（熱乾タイプ、50代、女性）

怒髪天《どはってん》を衝《つ》くと言いますが、これはもともとが東洋医学思想をもとにした言葉です。怒りの感情は肝より発生するとされていて、この肝が頭髪を司っているため、肝気が体の上部に逆流するほどの怒りを感じた場合は髪の毛が逆立って空を指すと考えられているのです。

でも、実感として怒りの感情が高まると、毛が逆立つような感覚を覚えますよね。猫や犬などの動物の場合は、怒っていたり威嚇《いかく》したりする場合、背中の毛が実際に逆立っている様子が見て取れます。ですので、とにかく怒りやすい場合は肝気が中庸にならないような何かが起こっていると考えます。

この症状に対してよく使われる漢方薬が、第3章の「貧乏ゆすりが止まりません」という項で紹介した抑肝散です。江戸時代に浅田宗伯《そうはく》という大変有名な医師がいます。浅田飴にその名前が残っている人です。その人が残した、臨床で常用していた薬物の使い方についての秘伝に、抑肝散について書かれています。

✿勿誤薬室方函口訣　抑肝散✿

此方ヲ大人半身不遂ニ用ルハ東郭ノ經驗ナリ。半身不遂幷不寐ノ証ニ此方ヲ用ユルハ、心下ヨリ任脉通リ攣急動悸アリ、心下ニ氣聚リテ痞スル氣味アリ、醫手ヲ以按セハ左ノミ見ヘテ𪜈、病人ニ問ヘハ必痞ト云。又左脇下柔ナレ𪜈少筋急アル症ナヲハ怒氣ハナシヤト問ヘシ。若怒氣アラハ此方效ナシト云フナシ。

✿現代語訳✿

これを大人の半身不随に使うのは東郭《とうかく》（和田東郭という医者）の経験によります。半身不随や寝られない人にこの方剤を使うのは、鳩尾から正中線上に筋肉の硬さと動悸があって、鳩尾あたりに凝り固まった感じがあり、医師がちょっと押すと左は固くないけれど、病人に問診すると「つかえる感じがある」と必ずいいます。また左の脇の下は柔らかでも少しでも筋肉にひきつれがあるなら「怒りっぽくないか」と聞いてみることです。もし怒りっぽさがあればこの方剤が効かないことは絶対にありません。

このように、腹部の筋肉の硬さと怒りっぽさというのが、この方剤が効く大人の特徴なのです。

どかーん！　と怒るタイプの人の場合、細くても筋肉がしっかりあって、とくに腹筋周りに細く硬い筋状の凝り固まりが見える場合が多いです。肝が支配する筋肉に気の詰まりがあるのを表しているのがこの腹筋の硬さなので、筋肉を動かして気血を流通させると改善することがしばしばあります。抑肝散を試すのも一つの手ではあるのですが、その前に、軽い有酸素運動を習慣づけるのをおすすめします。

症状

本番に弱いです

（冷乾タイプ、10代、男性）

スポーツの試合や試験など、本番になると気持ちがフワフワしていつもと違う感じになってしまい、練習してきたことや勉強してきたことの成果をなかなか出せません。

決定力不足と言われ続けたサッカー日本代表、プレッシャーに弱いと言われ続けたオリンピック日本代表選手団……日本人は、おそらく全体的に本番に弱いのです。

こんな状態を、「胆力がない」と言ったりしますね。逆に、精神力の強い状態を「豪胆である」「胆力がある」「胆《きも》が据《す》わる」など、胆のうが強いという言葉で言い表しますが、これは東洋医学由来の言葉なのです。

東洋医学の古典である「素問」には、臓腑の役割について書かれています。

黄帝内経　素問　霊蘭秘典論篇第八

心者、君主之官也。神明出焉。
肺者、相傅之官。治節出焉。
肝者、將軍之官。謀慮出焉。
膽者、中正之官。決斷出焉。
膻中者、臣使之官。喜樂出焉。
脾胃者、倉廩之官。五味出焉。
大腸者、傳道之官。變化出焉。
小腸者、受盛之官。化物出焉。
腎者、作強之官。技巧出焉。
三焦者、決瀆之官。水道出焉。
膀胱者、州都之官。津液藏焉、氣化則能出矣。

現代語訳

心は君主の役職です。神聖な明晰さがここから出ています。

肺は教育者の役職です。調和を治める力がここから出ています。

肝は将軍の役職です。戦略的な思考がここから出ています。

胆は公正な判断の役職です。決断力がここから出ています。

膻中《だんちゅう》（胸骨の中央、心包）は臣の使いという役職です。喜びと楽しみがここから出ています。

脾胃は倉庫の役職です。五つの味を制御します。

大腸は情報を伝達する役職です。変化がここから出ています。

小腸は受け入れる役職です。物質を変化させます。

腎は力強く行動する役職です。技巧がここから出ています。

三焦は浄化する役職です。水の流れがここから出ています。

膀胱は都市の行政を担当する役職です。体内の液体を保存し、気化作用によって尿がここから放出されます。


ということで、肝・胆が強いと、戦略的思考ができて公平で決断力があり、物事に動じない人になるということなのです。ですので、この二つの臓腑を鍛えればいい……のですが、臓腑を鍛えるってどうやればいいの？　という話になりますね。

本章冒頭の「すぐに言い訳をしてしまいます」の項で、五味それぞれの臓腑に力を与える味わいの話をしましたが、肝・胆はともに五行では木に配当されています。ですので、酸味を適切に与えると強くなると考えられていますが、実感としてそんなに効くかね……？　と思っています。肝気が鬱屈したときには、酸味を与えるとうまく発散する感覚はあるのですが、酸味を摂り続けても決断力が増したりすることはあまりないのではないかと感じています。

そうなると、ドーピング的に何かを飲んでなんとかならないかしら？　と考えるのではないかと思います。その目的で使われる薬として有名なのが、牛黄《ごおう》です。これは牛の胆石で、金よりも高い生薬として知られるものです。これを使うと胆力がつくと言われるのです。牛黄製剤で有名な市販薬に「救心」や「宇津救命丸《うづきゅうめいがん》」があり、これらは古典的な精神安定剤です。じつは「救心」、心臓の薬ではなくて自律神経の薬なのですよ。とはいえ、西洋薬のような強い作用はありません。

ですが、人間には素晴らしい機能が備わっています。それは、プラセボ効果です。まったく薬効がないものでも「これは効くんだ」と思って飲むと、ただの砂糖玉が本当に病気を治す特効薬になることがあるのです。私は「宇津救命丸」をプレッシャー避けの薬としてしばらく使っていたことがあります。おまじないのような感覚ですが、意外と効きました。ぜひ試してみてください。

症状 人の気持ちに共感しすぎて疲れます

（冷湿タイプ、50代、女性）

職場などで人と接していて「この人は今、こういうふうに言ってほしいのだろうな」とか「この人はこの人に対して、イライラしているな」とか、必ずしもかかわる必要のない人の気持ちまで察して、その感情が自分の中に入ってきてしまい、疲れます。

この間、私が主催している武術&東洋医学を教えるスタジオ Studio Libra で太極拳を教えてくださっている先生に、「若林さんは人の善意も悪意も丸ごと受け止めすぎです」と怒られました。

だけど、臨床家ってそんなもんだと思うよ……と言い返すと、「フィジカルがモンスター級のプロレスラーみたいなもので、精神的許容力があるからノックアウトされていないだけで、普通は受け止めきれないです」とのこと。おそらく私は、フィジカルではなくメンタルがモンスター級なんでしょうね。

医療関係従事者はわりとメンタルがモンスター級で、他者の感覚に共感しながらも同調せず、客観性を持たせるのが医療現場で必要なスキルであったりします。嘆き悲しむ人に共感しつつも当事者と同じように落ち込まず、「ではどう解決していくのか」を客観的な視点で探っていくのです。

これは東洋医学的視点とはまったく違うものなのですが、他者に共感しすぎて疲れる人は、なんらかの武術を学んでみることをおすすめします。それも、対人格闘技です。対人格闘技では、相手が自分をやり込めにくるのを予測するために、相手がどう考えているかを察知しつつ、自分はそれにやられないようにしながら相手に攻撃を仕掛けるスキルが試されます。

これを体を使って会得していくと、自分がいかに相手に共感ばかりしていて、向こうの出方ばかりをうかがっているかがわかってきます。

実際私自身がそうで、相手が仕掛けてくると、その攻撃がなんらかの形で決着するまで待ってしまうのです。終息してから、「では私の番ですね」とやり始めるので、たいてい遅れをとり、やられてしまいます。自分でこれに気づいたとき、ちょっと笑ってしまいました。なぜ、戦っているのに、相手のやりたいことをやらせて尊重しようとしているのか、それじゃあ負けるに決まってているじゃないかと。

このように、共感性が高い人が疲れてしまう場合、相手に共感することを最優先にしており、自分のやりたいことや気持ちは無意識で後回しにしているのです。ぜひ、相手と対等にやり合いつつ、共感する術を身につけましょう。

カポエイラやブラジリアン柔術、おすすめしますよ。他に、太極拳と併修されることがある推手《すいしゅ》もいいと思います。空手やボクシングのスパーリングは自分に加えられる打撃が強いので、おそらく心が折れると思います。

こういった物理的方法以外で何かないのか……となると、意外と使えるのが玉屏風散《ぎょくへいふうさん》という漢方薬です。これは、防衛する気である衛気を増幅する薬とされており、外界の影響を受けにくくし、風邪などを引かないようにするための薬です。

私はこれを、気圧が上昇した際に受ける影響を軽減するために使っているのですが、その目的で使った場合の副作用として、若干過集中気味になり、患者さんが話していることに心が動かされにくくなります。

臨床上、少し不自由が発生するため、現在はよほどの気圧上昇が発生するとき以外は使わないようになっていますが、これを応用すると他人の気持ちに影響されにくくなると思います。試してみてください。

症状 便座に紙をひかないとトイレを使えません

（冷湿タイプ、30代、男性）

外でトイレに入るときに、便座に紙をひかないと使うことができません。また服に汚れがついてしまったりすると、そのことに注意が集中してしまい、一緒に食事をしている相手の話が耳に入ってこなくなったりもします。いわゆる潔癖症の一種だと思いますが、どうしたらもう少し鈍感になれますか？

いろいろ調べてみたのですが、中国医学の古典に潔癖症の治療は見つけられませんでした。ですが、それ以外の文献で潔癖症について書かれている部分は存在しています。

新元史　巻二百三十八

倪瓚、字元鎮、無錫人。工詩、善書画。所居曰《清閟閣》、藏書数千巻、皆手自勘定。自号云林居士。有潔癖、盥濯不離手。

現代語訳

倪瓚《げいさん》、字《あざな》は元鎮、無錫《むしゃく》出身の人でした。彼は詩を作ることに優れており、書画も得意でした。彼が住んでいたのは「清閟閣《せいひかく》」という居所で、そこには数千冊の書籍があり、すべて彼自身が手で整理していました。自分を「云林居士《うんりんこじ》」と称していました。また、彼は清潔好きで、手洗用の盥《たらい》を手から離しませんでした。

「新元史」は一九一九年成立ですが、同じ記述が「欽定四庫全書明史巻二百九十八」にあり、これは一七三九年の成立なので、二百八十年前くらいに強迫神経症的に手を洗う人がいたということです。他にも、懐《ふところ》にちり紙をいつも入れていて、自分が座る前に何度も椅子を拭いてから座った……などもありました。

とはいえこれらの古籍は歴史書で、ある特定の人物の特徴的な行動について描いているもので、治療対象として書かれたものではありません。特徴のあるパーソナリティとして描かれてはいるけれど、医学書に掲載はないということは、とくに治すべきことだと考えられていなかったのかもしれません。

どの程度で治療対象にするかなのですが、社会生活が営めないくらいになった場合に治療すべきだとされています。なので、金盥を持ち歩いていたとしても、ちり紙で椅子を拭きまくっていたとしても、こんな歴史書に名前が残るくらいにお勤めもできていたからOKだったのでしょうね。

さて相談者さんに関しては、お出かけはできているけれど、その際に不潔だと思うことがあると目の前のことにまったく集中できなくなるという症状ですね。体質がそんなに強くない方ですし、疲れがあると余計に気になりそうですねえ……この場合はメンタルクリニックのお世話になるべきですが、そうでもない場合。もうちょっとおおらかになりたいなあ……という程度だとしたら。

肝や胆の働きが過剰に活発になると、過度の思考や悩みが増え、決断が難しくなり、思考面では強迫的な疑い深さやぐるぐる同じことを考える傾向が増え、行動面ではやたらな確認作業や手指の洗浄などが現れてきます。

逆に、肝や胆とともに腎が弱くなると、本人にもよくわからない理不尽な恐怖感が生じやすくなります。このどちらかが潔癖症の原因だろうとされるのです。

なので、治療の方向は肝胆の瀉法《しゃほう》（余分なものを取り除く方法）か、肝胆腎の補法（足りないものを補う方法）という、まったく逆方向の治療になるのです。

相談者さんの場合は冷湿体質で、おそらくは気が足らないのがおおもとにあると考えられますが、肝気が強く、頭のほうに上がってくるのを抑えきれないのだと思います。この場合、頭に上ってきてしまう肝気を抑えた上で気を増やしていくという、二つの相反する治療を並行して行うちょっと面倒な作業が発生します。

足らないなら増やせばいいだろうと漢方薬を飲んだりして安易に気を増やすと、火に油を注ぐような形になって、上ってくる肝気の勢いが増すことがあるのです。ならば肝気を抑えればいいだろうと抑肝散を使用すると、押さえつけた肝気によって軋轢《あつれき》がひどくなる可能性があります。

ですから、私からのおすすめは、**身柱**と**百会**《ひゃくえ》をヘアブラシでトントン叩いて肝気を減らし、歩く量を増やして気を散らして、夜はよく眠ることです。

症状

高いところ、狭いところで息が苦しくなります

（熱・湿タイプ、60代、女性）

下が見下ろせるような橋を渡る、ロープウェイに乗るなど、高いところに行くことが苦手です。また飛行機などすぐに外に出ることができない環境や、ＭＲＩの機械に頭を入れるのも苦手です。具体的には、呼吸が浅くなって叫び出しそうになってしまいます。

これは前項でお話しした、肝や胆とともに腎が弱くなった場合の一例でしょう。こうなった場合、本人も理不尽であるとわかっているのに特定のシチュエーションやモノが怖くて仕方がなくなるのです。専門用語では恐怖症、フォビアと言います。

恐怖症の種類は多彩です。ＷＨＯ提唱のＩＣＤ－10という、疾病の国際比較が可能になるように各国共通で使用されている疾病分類では、以下のようになっています。

・広場恐怖症
・社会恐怖症：社会恐怖症、赤面恐怖症、対人恐怖症、社会不安障害、社交不安障害
・特定の［個別的］恐怖症：高所恐怖症、先端神経症、単一恐怖症、単純恐怖症、動物恐怖症、閉所恐怖症、歯科治療恐怖症
・その他の恐怖症性不安障害

閉所恐怖症と高所恐怖症は「特定の［個別的］恐怖症」に分類されます。いや、どこに分類されていようが、恐怖症持ちには実際のところどうでもいい話かもしれません。ですが、きちんと世界共通の疾病分類に入っているとなると、自分の他にも世界中に高いところや狭いところが怖い人がたくさんいるんだと思えて、少し気が楽になるかもしれないですね。

恐怖症に関しては、まずは肝気を抑えて腎を補うことを考えます。

夜驚症という小児の病気があります。これは、寝ている子どもが「ぎゃーっ」と叫んで目を覚ましてしまい、何に対して恐怖しているのか本人もよくわからないままパニックを起こす症状です。小児の場合は抑肝散を使うことがセオリーになっています。私は、うちの子どもらがこの症状に見舞われた際には、六味丸とともに抑肝散を使用したりしていま

した。

六味丸は、六味地黄丸《ろくみじおうがん》とも言われ、腎虚症の薬として使われます。

✿小児薬証直訣　腎虚✿

児本虚怯、由胎氣不成、則神不足。目中白睛多、其顱即解、面色㿠白。此皆難養、縱長不過八八之數。若恣色欲多、不及四旬而亡。或有因病而致腎虚者、非也。又腎氣不足、則下竄、蓋骨重惟欲墜於下而縮身也。腎水、陰也、腎虚則畏明。皆宜補腎、地黄丸主之。

✿現代語訳✿

子どもがもともと虚弱で、胎気が成熟していないと、神気が足らなくなります。白目が多く、その顱《ろ》（頭蓋骨の隙間）が開いていたり、顔色は白かったりします。これらはすべて育てるのが難しく、最長でも六十四歳まで生きることはできません。色欲をほしいままにすると、四十歳を過ぎずして亡くなります。病気による腎虚もありますが、これはそうではありません。また、腎気が不足していると、下に移動し、骨が重く感じられ、身を縮めて下に沈む傾向があります。腎の水は陰性であり、腎虚の場合は光を避けます。腎を補う

ことが適しており、地黄丸がその治療に適しています。

これと、これまでにも紹介してきた抑肝散を同時服用するのです。腎虚を治しつつ、その虚を作り出す肝胆実を抑えて改善させようという目論見《もくろみ》です。うちの子どもらの夜驚症にはかなり効きました。ひょっとしたら、高いところや狭いところにどうしても行かなければならないときにも有効かもしれません。

症状

基本的に常にさみしいです

（冷湿タイプ、30代、女性）

家族の仲も悪くなく、職場の人間関係も悪くなく、数は多くないものの友人もいるのですが、いつもそこはかとなくさみしい気持ちがあります。イメージで言うと、潮の満ち引きのような感じで、「さみしい」の水位が自分の中で上がったり下がったりしていて、水位が上がると具体的な理由はなく涙が出てきたりします。

誰かがそばにいるのに、なんとなくさみしい気持ちが常にあるということですね。理由なくさみしさが増えたり減ったりして、そしてときどき溢れる、と。

集団内での孤独感のほうが、一人でいる孤独よりもつらい場合があります。どんなに人気者に見えても、心の中は恐ろしく孤独であるというのはよく聞く話です。目の前の恋人の意外な面が見えて、二人でいるのに一人でいるような心持ちになってしまい、別れを意識するなんてことも、ありますね。

まず、うっすらと世を儚《はかな》む感じが常にある場合、これは抑鬱と似た状態であると判断します。またしても出てきますが、臓腑では肝・胆の問題と捉えるのです。ここに心が加わってきたりもします。いわゆるストレス性の疾患は肝・胆・心のどれか、ないしは全部が問題を起こしていると発生すると考えられています。

なんらかのストレスがかかると、肝の伸びやかで外に向かっていく気が滞り、肝気がこもって、内圧が高くなる感じになります。これが外に向かって爆発するなら怒りになるのですが、社会的にそれが許されない場合、内向していくパターンがあります。これで肝気が鬱結し、体の中の気血の流れが阻害されるようになり、肉体的にも精神的にも不活発で鬱っぽくなるというメカニズムです。

肝気が適切な量で元気なら、外交的で活発に人と交流できる状態です。これなら一人ぼっちでいてとてもさみしいということはまずありません。表に出ていく元気がありますからね。なので、もしもストレスがかかっていて、なんとなく世を儚む感じで、人と話すのに気後れしてしまうような場合は、一度肝気をしっかり爆発させて流れが良くなるように仕向けるのが簡単です。

方法としては、しっかり運動したり大声で歌ったりするのが有効です。たいていの場合、面倒に思って服薬や鍼灸でなんとかしようとなさる方が多いのですが、体を動かすほうが効果がずっと高いのです。

次に、質問者さんのように、誰かといてもさみしい場合。表面上は外交的な状態を保っている人がほとんどで、なんの問題もなく仲間と楽しく暮らしているように見えます。これは、無理をして肝気を外へ向け続けている状態です。すると、生命の根本であるとされている腎の気を吸い上げてどんどん使って、最終的に弱り切って生きていく気力がなくなってしまうのです。質問者さんの場合、仕事やその他で疲労が強まり、腎気が弱るとさみしさが増えて悲しくなって涙が出る……という状態だろうと考えられます。

一人でいても、二人でいても、何人でいてもさみしい場合。一回きっちり一人になることをおすすめしたいです。どうやってもさみしいのに、意味なく人に愛想を振りまいても仕方ありません。一度一人でおこもりをし、すり減った腎気を戻します。その間に、「自分にとっての優先順位」をきちんと見つけましょう。誰と何がしたいのか、逆に、誰に会いたくないのか、何がしたくないのかを見つめ直します。

もともと常に外交的でいられる腎気の強さがあるので、しばらくすると回復してきて、外に出たくなると思います。そのときに、優先順位に従って動きましょう。人生はそんなに長くないんです。会いたい人に会い、やりたいことをたくさんやって生きていきましょう。そうしたら、きっと「基本的に常にさみしい」ということはなくなると思いますよ。

コラム　更年期を東洋医学からみると

私は二〇二四年現在、四十七歳です。そろそろ更年期に差し掛かっているのですが、去年、かかりつけの婦人科で「夜中に寝汗をかいて早朝目が覚めるのが続いたから更年期ですかね？」と相談したところ、「一応血液検査してみる？」と採血してくれました。

数週間後に受診したところ先生から「若林さん、この数値は二十代の数値だよ。あなたまだ妊娠するよ。たぶん五十五歳くらいまで生理あるよ」と言われ、唖然《あぜん》としたのでした。えー。生理は止まっていいんだけどなあ、めんどくさいから〜。

私が自分の更年期を疑った寝汗や早朝覚醒は、更年期によく見られる症状です。他にホットフラッシュと呼ばれる、のぼせて一気に発汗してくる症状や、イライラしやすい、体の痛みが出る、気分が乱高下するなども見られます。

もちろん、最終的には月経が停止するのですが、更年期に入ったばかりの時期は、逆に月経と月経の間が短くなって頻繁に出血が発生することもあります。このような月経不順の時期を経て、徐々に月経の間隔が開いて、月経停止に至るのです。

東洋医学では更年期をどう捉えているかというと。じつは、「更年期」と「更年期障害」を指し示す言葉は医学古典の中に示されていません。「黄帝内経・素問」の上古天真論篇第一には、女性の発達が七歳刻みで描かれています。

女子七歳、腎氣盛、齒更髮長。
二七而天癸至、任脉通、太衝脉盛、月事以時下、故有子。
三七而腎氣平均、故眞牙生而長極。
四七筋骨堅、髮長極、身體盛壯。

五七陽明脉衰、面始焦、髮始墮。
六七三陽脉衰於上、面皆焦、髮始白。
七七任脉虚、太衝脉衰少、天癸竭、地道不通、故形壊而無子也。

四十九歳で任脈と衝脈が衰えて天癸《てんき》（生殖能力を司る物質）がなくなり、月経が止まると書かれています。古代から更年期の時期があまり変化していないことがこの記述からわかりますが、それにもかかわらず他の医学古典を見ても更年期についての明確な記述はありません。

更年期症状がなかったわけではないはずなので、個々の症状に対応し、「更年期症状」と一括して呼ばなかったのかもしれませんね。

現代中医学の中で紹介されている古典には下記のようなものがあります。

✿金匱要略　弁婦人雑病脈証并治第二十二✿

婦人藏燥、喜悲傷欲哭、象如神靈所作、數欠伸。甘麥大棗湯主之。

✿現代語訳✿

女性の蔵燥《ぞうそう》（精神の不安定を引き起こす状態）**、喜び・悲しみにより傷ついて哭《な》きたがり、見た目は神霊に取り憑かれたような動作で、よくあくびをする。甘麦大棗湯《かんばくだいそうとう》が効く。**

でも、少し違いますよね。

更年期症状では「婦人科三大処方」と呼ばれる、加味逍遙散《かみしょうようさん》・桂枝茯苓丸《けいしぶくりょうがん》・当帰芍薬散《とうきしゃくやくさん》の三種類がよく使われます。加味逍遙散はメンタルがダウンしがちな、ちょっと線の細いタイプに、桂枝茯苓丸はイライラして肩に力が入りがちなパワフルタイプに、当帰芍薬散は冷えもあってクラクラする体力不足タイプに処方されることが多いです。

更年期症状のような女性特有の症状を「血の道証」と言いますが、この場合によく使われる経穴は**三陰《さんいん》交《こう》・血海《けっかい》**です。パワフルタイプならこの二つの経穴に爪楊枝鍼、なんかもう元気なくて……ならばペットボトル温灸を試してみてくださいね。

第7章

クセの謎

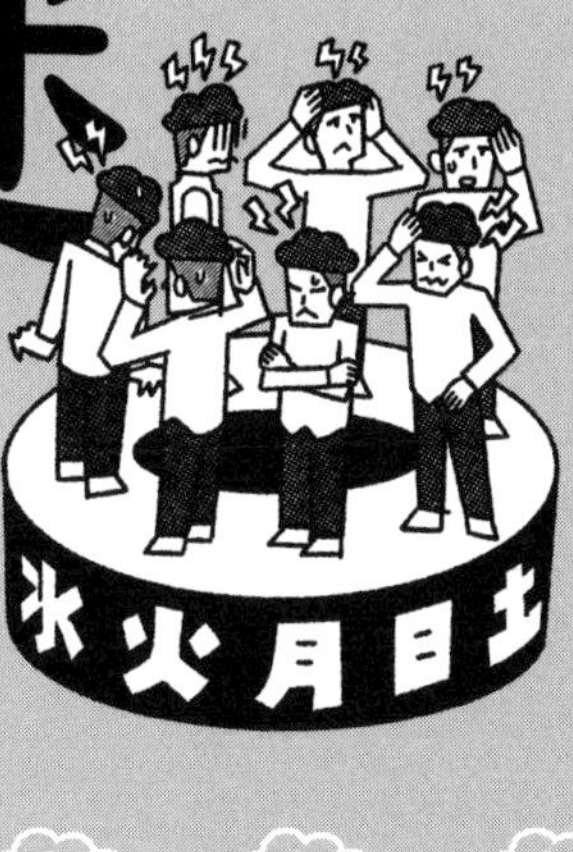

……っていうかこの章、すごいクセが強いです。答えながら、これだけの多種多様な症状に答えられる東洋医学ってすごいと思いました。

症状

親や友だちに「口あいてるよ」と注意されます

（冷湿タイプ、20代、男性）

生まれつき喘息《ぜんそく》などアレルギー体質で、中でも鼻水がひどいです。耳鼻科にかかると、鼻の奥が腫れているそうで、「アレルギー性と副鼻腔炎と花粉症だね」と言われました。おかげで鼻呼吸ができません。寝ている間も口呼吸で、朝目覚めると喉がパサパサです。口呼吸は「ウイルスに感染しやすい」とか「顔が大きくなる」と聞きますので、鼻呼吸ができるようになりたいです。

小さい頃から喘息などを持ってらっしゃるとなると、なかなかに大変ですね。男性で冷えと湿気が強いタイプは珍しいです。もともと陽気が強いのが男性なので、湿気が多くても発散できる方が多いのです。喘息があるタイプで浮腫《むく》みやすい場合は、脾胃と肺の虚が重なっていると考えるのです。

鼻の奥が腫れてしまっているようだとのことですが、これは東洋医学では肺の問題と捉えず、消化器系の問題と捉えます。専門的な言葉では、「脾胃」の問題とします。

なぜ消化器……と感じるでしょう。これには訳があります。咽喉と言いますが、咽は口の奥から鼻の奥あたりのところ、喉はそれよりも下で声を出す声帯あたりまでのことを指します。咽は脾・胃・小腸・心・胆の経絡、喉は肺・大腸・胃・心・腎・心包・肝の経絡が通ります。鼻は呼吸器系なので肺の管轄下なのですが、その奥は肺の経絡は通っておらず、脾の経絡などの管轄下とされるのです。

このようなとき、よく使われる処方は越婢加朮湯《えっぴかじゅっとう》です。体の裏側に入り込んだ湿邪の排出を促してくれます。花粉症で鼻の奥が腫れてつまって苦しい場合にも処方されることがあります。

もちろん、私は相談者さんと直接会っているわけではないので、この処方があっているかどうか鑑別できません。ですので、漢方がわかる薬剤師さんか、漢方外来のある病院でご相談ください。経穴でしたら、**陰陵泉**《いんりょうせん》・**陽陵泉**《ようりょうせん》・**豊隆**《ほうりゅう》を爪楊枝鍼で叩きます。のぼせる感じもあるようなら、**行間**《こうかん》も追加でどうぞ。

その上で、養生でどう改善していくかなのですが、このように鼻づまりが出やすい体質の鬼門になるのが炭水化物や甘いものの多食なのです。なぜかこういう方、甘いもの好きだったりするのです。質問者さんはどうでしょうか？

東洋医学では胃腸は「甘」味を欲しがると考えられています。この甘みは穀物の甘みも砂糖の甘みも含みます。もちろん穀物より砂糖の甘みのほうが、「甘」の強度は高いです。胃腸は甘さを取り込んで力を増すのですが、脾胃の力が増大しすぎて暴走すると、あちこちで水分の渋滞を引き起こすようになると考えられています。なんでも過ぎたるは猶《なお》及ばざるが如し。

もし、甘いものや炭水化物が大好物なら、一度しっかり減らしてみてください。食事の炭水化物量は、全食事量の四分の一に、間食や食後のデザートの甘いものは二週間程度完全に絶ってみます。これで鼻づまりが改善するようなら大当たりです。言い忘れてました……この「甘」はお酒も含みます。アルコールは甘いものと同列です。お試しください。

症状 太りたいのに太れません

（冷湿タイプ、20代、男性）

小学校のあだ名では、ホネホネマンと呼ばれたこともありました。どうしたら、標準体型になれますでしょうか？

ホネホネマン……なんとなくわかります。うちの患者さんにもよくいらっしゃるタイプですね。どうがんばっても太れないとおっしゃる方々です。これは改善するのにとても時間がかかりますし、気を緩めるとまた痩せてきます。それでもやってみる価値はあると思うので、私の指導している方法をお伝えしますね。

まず、この体質の方は消化器がとても弱いです。ですので、少しでも食べすぎるとおなかが下ってしまい、余計に痩せてしまいます。ですから、一回あたりの食事量は抑えめにして、回数を増やします。いわゆる甘いものを食べるような間食ではなくて、間に小さい食事を挟むようにするのです。これを私は「分食」と呼んでいます。このようにして、胃に負担をかけすぎないようにし、全体での食事量を確保していくのです。

これと並行して、胃腸の状態を整えていきます。まずはペットボトル温灸。**中脘**と**足三里**だけ、毎日しっかり続けてほしいです。あちこちたくさんやろうとすると続きません。ですから、二カ所だけです。ペットボトルのお湯が冷めないし、経穴二カ所だけではお湯がもったいないと思ったら**失眠**《しつみん》・**湧泉**・**三陰交**などを追加すると良いでしょう。これらは陰気・血気を動かして補う働きのある経穴です。

温灸と分食を地味に地味に続け、体重が増えてくるまで半年から一年はかかり、さらに標準体重近くまでとなると二年強はかかります。でも、私が指導した方々には、この方法でしっかりとした体を作り上げた人がたくさんいます。本当にちゃんと標準体型まで増やせるので、がんばってみてください。

東洋医学では、ガリガリに痩せることを「羸痩《るいそう》」と呼びます。脾虚傾向から起こるものが多いです。

第2章の「週に一〜二回ドカ食いをしてしまいます」で紹介した「素問」に書かれているように「思い悩むは脾を傷つけ、怒りは思いに勝る」です。

なぜか痩せすぎ傾向がある人はやたらに思い悩むことが多く、これによって食欲低下が起こりやすく、さらに痩せるのです。そしてぐるぐると思い悩むわりにはドカンと怒ることはありません。たまには怒るといいと思います。それによっておそらく思い悩むことが減るでしょうから。

症状 風邪が長引きます

（冷湿タイプ、20代、女性）

あ、これ風邪引いたなと思っても高熱が出てその後数日で治るタイプではなく、発熱せず咳が出たり頭痛や体のだるさがずっと続き、ひどいときは一、二カ月ぐらい長引きます。そしてゆるーく長い期間をかけて治っていきます。風邪を引いても発熱してスパッと治る、というのが理想なのですが、何か心がけることはないでしょうか？

これは、ベースになっている体力のなさと、治りかけで普通に動き始めてしまうことによって長引いている可能性が高いですね。綺麗に発熱できるということは、体力があるという証拠でもあるのです。やたらに長引くタイプの方は体にパワーが足らないのです。

発熱とは、東洋医学では「正気《せいき》」と「邪気」のぶつかり合いで出るものだと考えられています。正気も邪気も強い場合、ものすごい高熱が出ますが、正気が強ければ邪気の撃退も早いため、速やかに治ります。正気が邪気より強かったら、そもそも邪気が体内に入り込めません。

そして、邪気のほうが強かった場合、発熱できずに、相談者さんのような症状がずっと続くのです。それは、風邪《ふうじゃ》が体の中にずっと残ってしまうからです。コロナの後遺症もこれと同じ形で起こっていると考えられます。

ここでいう、邪気というのは、なにも幽霊や悪魔ではなく、あるべきところに存在していれば「正気」なのに、あらぬところにあるから「邪気」になってしまうという考え方に基づいたものです。「風邪」は、体外にあるならただの「風」です。ですが、体中に入り込んでしまうと「風邪」とみなされます。東洋医学で言うところの邪気とはそういうものなのです。

うんこは腸の中や便器にあれば別に問題ないですが、腸から漏れ出てパンツの中にあったり、トイレの床に落ちていたら大問題ですよね。そのような感覚で、皮膚一枚隔てた外にあるか中にあるかで、まったく違うものと捉えられるのです。

陳言《ちんげん》の『三因極一病証方論』には、風邪から回復したあとの不調をどう捉えるかについて書かれています。

三因極一病証方論　巻四　労復証治

傷寒新差後、不能将攝因憂愁思慮勞神而復、或梳沐洗浴作勞而復並謂之勞復、或飲食不節謂之食服、此皆、大病後精神血氣腸胃並虚之所致也。

現代語訳

傷寒から回復したあと、不安や思い悩み、労働、髪に櫛《くし》を入れてとくことや入浴、食生活の不規則さなどのために、自分の身の回りのことができなくなるが、これらはすべて、大病の後の精・血・気・腸・胃の不足が原因である。

なので、まずは体力をつけないとならんのです。そのためには拙著でも読んでください（『絶対に死ぬ私たちがこれだけは知っておきたい健康の話』ミシマ社）。養生以外に正気の強さを手に入れる方法はないのです。それがいわゆる体力なのです。

また、治りかけというのは、かなり気をつけて過ごさないと邪気が体の中に再度舞い戻ってしまうものです。回復期は必ず早寝すること。少なくとも十時半から十一時までには寝てくださいね。

寝床でスマホは厳禁。目を使うとそこから気血を消耗してしまいます。私は、風邪の引きかけのときや治りかけのとき、目を極力使わないようにしています。これでだいぶ違いますよ。

症状 まぶたが痙攣したり、耳鳴りがしたりします

（冷湿タイプ、30代、女性）

一カ月に二〜三回ほど、急にまぶたが痙攣したり、耳鳴りがしたりします。しばらくするとおさまるのですが、原因が知りたいです。

まぶたが痙攣するのは不随意運動の一つで、眼瞼《がんけん》ミオキミアと呼ばれるものです。睡眠不足やストレスによって発生するもので、休養をしっかりとると自然と治ってしまいます。同様に、ときどき発生する耳鳴りも睡眠不足やストレスがかかっている際に出やすい傾向があります。

ですので、おそらくこれら二つの症状が相談者さんに起こるのであれば、ときどき強めのストレスがかかって睡眠不足も発生するような状況に置かれているということでしょう。

東洋医学的には、肝気上逆によるものと捉えます。肝は目にその気を伝えると考えられており、ストレスがかかって肝気が内側にこもると熱を帯び、急激に上昇することがある

とされていて、これが目に出ればまぶたの痙攣、耳に出れば耳鳴りになるのです。

✿証治準縄　巻十六✿

瞤輪振跳者、謂目瞤不待人之開合、而自牽拽振跳也。乃氣分之病、屬肝脾二經絡、牽振之患人皆呼為風殊、不知血虚而氣不順、非純風也。

✿現代語訳✿

「瞤輪振跳」とは、目を顰《しか》めることなく自然にまぶたが開閉し、ひどく揺れ動く症状を指します。これは肝脾の経絡に属する気分の不調によるもので、人々はこれを「風《ふう》」と呼びますが、純粋な風ではなく、血の不足や気の流れの不順によるものです。

一六〇二年に成立した書籍にもすでに「気分の不調」「肝脾の経絡」「純粋な風ではない」と書かれており、ストレス性のまぶたの痙攣が発生するような人がいたことがうかがい知れます。

中国では俗に「左眼跳財、右眼跳災」というそうです。日本語に訳すと、「左の目が跳ねると財が来るが、右の目が跳ねると災いが起こる」です。これは、古来から中国ではなぜか左のほうを吉、右のほうを凶と考えていたことに由来するそうです。

老子道徳経　偃武第三十一

夫佳兵者、不祥之器。物或惡之。故有道者不處。君子居則貴左、用兵則貴右。

現代語訳

良い兵士は不吉なものである。兵器や兵士を忌む。だから道を得たものはここにはいない。君子であれば左側を大切にし、兵器を用いるものは右を大切にする。

この考え方は、南を向いて立って見た際、東から西へと太陽が移動する様を左から右へ移動すると捉えたことに由来すると考えられています。でも、北を向いたら左右が逆方向になるのですけれどもね。

症状

毎日のように頭痛があります

（冷湿タイプ、30代、女性）

長い間、中途覚醒に悩まされています。寝つきは良いのですが、途中で起きてしまい、熟睡感がありません。そのせいか、毎日のように頭痛があります。また、小さなことをクヨクヨずーっと考えてしまい、胃が痛くなってしまいます。一つの事象に対し、最大限に悪く考え絶望感が絶えません。甘いものはそんなに好きではないですが、塩辛いものとお酒が好きです。運動は週二回くらいヨガに行っています。

これは、脾虚の典型的な症状です。お昼ご飯を食べたあとに強烈に眠くなったりしませんか？　第6章でも紹介しましたが、東洋医学では、それぞれの臓器にそれぞれの「感情」を配当しています。

五臓：肝・心・脾・肺・腎
五志：怒・喜・思・悲・恐

「なんか変だな」と思いませんか……この中で、脾だけ「思う」という、なんとなくぼんやりと幅の広い感情が当てはめられています。他は、怒りや喜びや悲しみや恐怖という限定的な感情なのに対し、「思う」は、カバーする範囲が大きすぎるのです。

私は、古代人が怒りや喜びや悲しみや恐怖以外の感情をここにまとめて放り込んだのではないかと疑っています。恋する心も人を「思う」ですし、隣の芝生が青く見えるのも妬《ねた》ましく「思う」ことですし、ヒトを呪い殺してやりたく「思う」ものですし、なんでも「思う」にまとめることができるのです。

「素問」には、五行の「土」に配当される諸々が列挙されています。

❀黄帝内経　素問　五運行大論篇第六十七❀

中央生濕、濕生土、土生甘、甘生脾、脾生肉、肉生肺。
其在天爲濕、在地爲土、在體爲肉、在氣爲充、在藏爲脾。

其性靜兼、其德爲濡。其用爲化、其色爲黄、其化爲盈、其蟲倮、其政爲謐、其令雲雨、其變動注、其眚淫潰、其味爲甘、其志爲思。思傷脾、怒勝思。
濕傷肉、風勝濕。甘傷脾、酸勝甘。

❀現代語訳❀

中央には湿気が生じ、湿気は土を生じ、土は甘さを生じ、甘さは脾を生じ、脾は肉を生じ、肉は肺を生ず。それが天にあれば湿を作り、地にあれば土を作り、体にあれば肉を作り、気にあれば充実を作り、臓腑にあれば脾を作る。

その性質は静を兼ね備えていて、その徳は潤いを作る。その働きは「化」で、その色は黄色、その「化」は満々とみちること、その虫はハダカムシ（毛も鱗粉もない虫のこと。人間もこの類ですって！）、その政はひっそりとして静かで、雨雲をコントロールし、その変動を注ぎ、淫《みだ》らな悪徳を告発し、その味は甘さ、その志は思うことを為す。思い悩むは脾を傷つけ、怒りは思いに勝る。

湿気は肉を傷つけ、風は湿気に勝る。甘さは脾を傷つけ、酸味は甘さに勝る。

このように五行すべてに記述があるのですが、面白いことに「土」のエレメントが思いを成すのに、思いが脾を傷つけると書かれているのです。長くなるので省きますが、他の四つ、木・火・金・水のエレメントでも同様のことが書かれています。それそのものが生み出したものが本体を傷つけることがあるのです。

「太りたいのに太れません」のところでも書いたとおり、脾虚の人は、起こってもいないこと、起こりようもないことを心配し続け、また、そのように考えることに耽溺《たんでき》するようになると考えられています。まさに「杞憂《きゆう》」を体現したみたいな人になってしまうのです。「好きじゃないしやめたいんです！」とおっしゃる方が多いのですが、ぐるぐると考え続けている間は、実際の事象に対して決定的な行動を起こさないですむという利点があるのです。

もう一つ、上記の「素問　五運行大論篇第六十七」に「湿気が土を生じる」と書かれています。相談者さんは湿気の多い体質のようです。おそらくこれが原因でぐるぐるする思考と頭痛が発生していると考えられます。土のエレメントが増えすぎるのです。

これらの改善方法は、甘いもの、炭水化物、アルコール、脂っこいもの、味の濃いものを控えます。相談者さんの場合はアルコールが関係しているかもしれません。また、ヨガではなくて、もう少し全身を動かす有酸素運動をしたほうが良いでしょう。冷湿タイプは動いて巡らせないと改善しませんからね。

症状

虫歯になりやすく歯医者に通い続けています

（熱湿タイプ、20代、男性）

歯医者に行くと数カ所虫歯が見つかり、しばらく治療に通って治し、またしばらく経って歯医者に行くと数カ所虫歯が見つかり……というサイクルを繰り返しています。歯磨きは、毎晩電動歯ブラシと糸ようじを使っています。虫歯になりにくい生活・体質改善などあればぜひ教えてください。

これは、いろんなことが考えられるのですが、一度歯科を変えてみてもいいかもしれないです。私は、「歯医者に行くと数カ所虫歯が見つかり、しばらく治療に通って治し、またしばらく経って歯医者に行くと数カ所虫歯が見つかり」という治療をしているところから、別の歯科に変わったら「虫歯はありませんね！　よく磨けていますす」という評価に変わってですね。それから十年近く経っているけど、以前の歯科で「ここは虫歯です」と言われていたところも、とくになんの問題もなしなのです。

歯は、削って埋めて削って埋めてを繰り返すことで、どんどんトラブルが起こりやすくなるんだそうです。なので、現在の治療の主流は小さな虫歯疑いの箇所があっても最初からは削らないで、もともと人体が持っている再石灰化のチカラを信じて経過観察することなのだそうです。ですので、一度、セカンドオピニオンを他の歯科医にお願いしてみたらいいと思います。

それと、電動歯ブラシと糸ようじを使っていらっしゃるわけですが、電動歯ブラシをごしごし押し付けたりしていませんか。電動歯ブラシは、磨くチカラが強く、軽く当てることでうまく磨けるものなので、あまり強く押し当ててしまうと、再石灰化してきているところがまた薄くなってしまったり、歯肉が下がってしまったりして虫歯になりやすい状態になることがあるのだそうです。

東洋医学では、虫歯は齲歯《うし》と言い、原因は歯の熱なのだそうです。ですので、この熱湿タイプの体質を改善することが、口腔内の状態を改善する糸口になります。

✿本草綱目　果部第三十三巻　果之五　砂糖✿

震亨曰、糖生胃火。乃濕土生熱、故能損齒生蟲。與食棗病齲同意。非土制水也。

❀現代語訳❀

震亨《しんこう》が言うには、糖分は胃火を生じるとのこと。土の湿り気は熱を生じ、そこに虫を生じるので、それと同じように口中に齲歯を作る虫を作り出し、歯を損なう。食棗は虫歯を病むのと同じ意味です。土は水を生じるというのは誤りです。

「砂糖を食べすぎると胃に熱を作り、齲歯の原因になる」と書かれています。これは震亨、本名を朱丹渓《しゆたんけい》という医者の注釈です。彼は一二八二年生まれ、一三五八年没なので、もうこの時期に砂糖が虫歯の原因になると看破していたのは驚くべきことではないかと思います。

他に、湿熱を作りやすい食べ物といえば、油脂や赤身肉、お酒、脂っこいものあたりです。体質が熱湿タイプということは、たぶん、このへんの食べ物がお好きなのではないかと思います。胃腸も丈夫なのがこのタイプの特徴ではあるので、食べすぎることもきっと心当たりがあると思います。このあたりの生活習慣をやめるのが、口腔内の状態を改善するための東洋医学的な解決法なのです。

症状 「貧血っぽい症状」？　本当の「貧血」？

（冷乾タイプ、20代、女性）

以前から「貧血っぽい症状」（めまい・立ちくらみがするなど）があり、とくになんの対策もしていなかったのですが、先日「貧血」と診断され、今は鉄剤を処方されて服用しています。そもそも「貧血」というのはどういう状態なのでしょうか？

貧血は、血色素（ヘモグロビン）が足らない状態を指していうものです。ヘモグロビンは鉄が原料になっているので、食事に鉄分が足らないと鉄欠乏性貧血になります。ヘモグロビンは、赤血球に含まれる赤い色素で、酸素と結合して酸素を運ぶ働きを担っており、そのため貧血に陥ると動悸・息切れ・疲れやすいなどの症状が出るのです。「貧血っぽい症状」とおっしゃっている諸症状は、ひょっとすると貧血とはまったく関係がない可能性もあります。

よく、朝礼で倒れる子を「貧血を起こした」と言いますが、あれは、鉄が欠乏して起こる貧血ではなく「脳貧血」。正式名称は、起立性低血圧と言います。血色素が薄いから起こるのではなくて、自律神経失調症が原因です。なんらかの原因で、血圧調整能力が失調して、立ち続けることで下肢に血液が集まってしまって脳のほうの血流が減少、昏倒《こんとう》するわけです。

このように説明されると、「貧血」と「貧血っぽい症状」とでは、対処方法が違うのがわかると思います。本当に鉄欠乏性貧血なら、鉄剤を処方されていることで改善をみると思います。

ただし、悪性貧血（再生不良性貧血）という病気の場合、血球を作る骨髄の機能が低下して、赤血球・白血球・血小板のすべてが減少します。難病指定されている病気です。他にもがんに伴う貧血などさまざまな貧血があり、これらは別の治療を行う必要があります。

✿諸病源候論　巻之二十八　目病諸候　目眩候✿

目者、五臓六腑之精華、宗脉之所聚也。筋骨血氣之精、与脉併為目系、系上属於脳。若腑臓虚、風邪乗虚随目系入于脳、則令脳轉而目系急、則目眴而眩也。

❀現代語訳❀

目は、五臓六腑のエッセンスが集まる場所であり、主要な経絡の収束地でもあります。筋肉、骨、血液、気のエッセンスは経絡と一緒に視覚系を形成し、この系統は脳に接続されています。臓気が不足しているか、風邪がこの不足を利用し、視覚系を介して脳に入ると、脳が回転し、めまいが引き起こされます。

❀諸病源候論　巻之三十九　婦人雑病諸候三　痰飲❀

痰者、由水飲停積在於胸膈所成。人皆有痰、少者不能為害、多則成患、但胸膈飲漬於五臓、則変令眼痛、亦令目眩頭痛也。

❀現代語訳❀

痰は、水や体液が胸部と横隔膜に蓄積することによって形成されます。誰もがある程度の痰を持っており、少量では害を及ぼしませんが、胸部と横隔膜に蓄積すると、目の痛み、めまい、頭痛を引き起こすことがあります。

「貧血っぽい症状」の方は、これこそ養生で治ります。寝る・食う・動くを整えるだけで、ほぼ完全に治ります。それと、しっかり食べて体重をきちんと増やしてください。ＢＭＩ一八・五以下では貧血っぽい症状は解消しません。

これは、本当の「貧血」でも言えることで、きちんと食べて栄養を摂取していないと、鉄剤をやめたらまた貧血になってしまいます。食事から鉄分を補給することが大切で、肉や魚などをしっかり摂っていることが貧血の治療になるんですよ。よく鉄分豊富であると言われる、ひじきやほうれん草より、赤身の肉や魚を定期的に摂取するほうがよほど効率よく鉄分を摂ることができます。

ひじきはほとんど消化しないでしょう？　しかも吸収する効率が悪いのですよ。ほうれん草の鉄分もそうなのですが、動物性タンパク質に含まれているヘム鉄と呼ばれる状態になっているものでないと、そのまま体内では使えないのです。がんばって食べましょうね。

症状　生理前の症状、どこからが病気ですか？

（熱乾タイプ、40代、女性）

生理一～二日目に、下腹部の強い痛みがピークになるとともに激しい便意と吐き気が徐々に強くなり、汗が出て（体の中は冷えてる感じ）、しばらくしたら落ち着きます。一連の流れでだいたい一時間くらいです。また、生理前のタイミングで、便意を催したとき、たまに下腹部にツーンという強い痛み（立っていられないほど）を感じることがあります。

あまりにも強い月経痛がある場合は、婦人科でしっかり調べるのがとても大事です。もしも、婦人科を受診なさっていないのであれば、すぐに行って検査を行ってください。通常の月経では、嘔吐反射が出るほどの我慢できない強い痛みが発生することはありえないのです。本当は、月経痛はほとんどないのが普通で、生活に支障をきたすほどのものがあるなら決して正常とは言えません。

発作的に発生する諸症状のうち、下腹部の痛みがピークになるとともに激しい便意と吐き気が強くなるものは、迷走神経反射と言います。腹部内を支配している自律神経である迷走神経は、一部に強い刺激が加えられると腹腔内全体に反射して、かなり遠くの臓器まで反応してしまうことがあるのです。初発が下腹部の痛みということなので、子宮内膜が剝がれ落ちる刺激が胃のほうまで伝わってしまってこのような状態になります。

子宮が痛くなった際、まず便意が発生するとおっしゃっていますが、子宮と直腸は、同じ神経を共有しています。ですので、子宮の痛みは大腸に伝播してしまうんです。そのため、腹痛が起こるような下剤は妊婦さんには禁忌なのです。子宮収縮を起こしてしまう危険性があるからです。

相談者さんの場合、子宮の痛みが腸のほうへ伝播し、それが腸を刺激して、下痢を引き起こし、おなかの中がすっからかんになります。このあと大腸から、上部消化管へ刺激が上がっていき、吐き気を催します。しばらくしたら落ち着くのは、子宮からの痛み刺激がなくなるから、消化管への伝播も消えるということです。

迷走神経は、心臓や血管の運動にも関わっているので不整脈を起こしたり、人によっては気を失ってしまうことすらあります。下痢によるあまりにも強い腹痛のために、トイレで倒れて意識を失う人もいるのですよ。

生理前のタイミングで便意を催した際に下腹部に強い痛みが感じられるというのも、とても心配な症状です。子宮以外の場所に何かができている可能性があります。

月経痛についてですが、古典的には血気に冷えと風気が干渉した場合に起こるとされています。

✿諸病源候論　巻之三十七　婦人雑病諸候一　小腹痛候✿

小腹痛者、此由胞絡之間、宿有風冷、搏於血氣、停結小腹。因風發動、與血相擊。

✿現代語訳✿

下腹部痛の症状は、子宮の間に風冷が滞留し、血気を刺激して下腹部に留まることによって引き起こされます。風によって動きが発生し、血と相互に干渉します。

✿諸病源候論　巻之三十八　婦人雑病諸候二　疝瘕候✿

疝瘕之病、由飲食不節、寒溫不調、氣血勞傷、臟腑虛弱、受於風冷、令入腹內、與血氣相結所生。疝者、痛也、瘕者、假也。其結聚浮假而痛、推移而動。婦人病之有異於丈夫者。或因産後臟虛受寒、或因經水往來、取冷過度。非獨関飲食失節、多挾血氣所成也。

✿現代語訳✿

疝瘕の病気は、不適切な食事習慣、寒暖の不均衡、気と血の消耗、内臓の弱さ、冷たい風にさらされ、腹部に冷気が凝結して血と気が絡み合うことから生じます。疝は痛みであり、瘕は仮の腫れものという意味です。これらは結合して浮き、痛みを引き起こし、押さえると移動します。女性の病気には、男性とは異なる要因があります。出産後の体力の低下と寒さにさらされることがある一方、月経中に過度に冷たさにさらされることもあります。これは食事習慣だけに関連するものではなく、しばしば血と気の相互作用に関連しています。

婦人科が苦手な方がとても多いのですが、ぜひかかりつけの婦人科を持ってください。閉経しても子宮がんになることはあります。子宮も卵巣も、他の臓器と同じようにずっと検診を行う臓器なのだと覚えておいてくださいね。

コラム　どこからが病気？

大学の授業で精神医療について学んだ際、精神科領域では「本人や周囲の日常生活が困難になった場合、異常であると捉える」と教わりました。

ですので、たとえばの話、一般的に「ものすごく変態」とされる性癖であったとしても、周りに迷惑をかけず、犯罪にもならず、本人が個人的趣味として完結させているならば、それは精神異常ではないということになるそうです。なるほど、精神医学ではそう考えるのかと、妙な気分になった覚えがあります。

病気の反対が健康であることには誰も異議はないと思います。ＷＨＯ憲章の前文では健康について次のように定義されています。

「健康とは身体的、精神的、社会的に完全に良好な状態であって、単に病気や虚弱の欠如ということに尽きるものではない」

では「身体的、精神的、社会的に完全に良好ではない状態を病気という」のだとすると、全部良好……そんな人、どこにいるんでしょうか。これでは何も言っていないのと同じですね。

西洋医学的には意外と病気と健康の区別は難しいもので、各種がんが発生していれば病気なのはたしかですが、初期がんに症状はまったくありません。これらは精密な検査を行わないかぎり見つからない「病気」でしょう。

一方、東洋医学では病気をどう考えているかというと。

黄帝内経　霊枢　逆順篇第五十五

上工治未病。不治已病。

現代語訳

上手な医者は未病を治す。すでに病気になったものを治さない。

未病と已《い》病という概念で病を捉えています。未病は「未だ病ならず」、已病は「已《すで》に病なる」と読めます。

ですが、未病は治療するものであることが見て取れます。「未だ病ならず」＝健康、ではないのです。未病はこのまま放置すると已病になると考えられる状態で、上手な医師は未病を見つけることがうまく、大きな問題になる前に治してしまうとされるのです。

未病は、症状は発現していないけれど、体内にすでに問題が発生している状態を示します。ですが、西洋医学の健康診断で、検査の数値を見た医師に「このままだとまずいですよ」と注意された方がそこに当たるかというと……微妙なところです。

このような状態の人の体には、本人が自覚するような大きな症状はなくても、東洋医学的な所見では「已病」だと判断できる症状があることがほとんどだからです。

そんな場合に「これはどうしても病院に行かせないと」と思う症状を提示してくることがあります。これらを、レッドフラッグと呼んでいて、たとえば腰痛では、下記のようになっています。

重篤な脊椎疾患（腫瘍、感染、骨折など）の合併を疑うべきred flags（危険信号）

・発症年齢〈二十歳または〉五十五歳
・時間や活動性に関係のない腰痛
・胸部痛
・癌、ステロイド治療、HIV（human immunodeficiency virus）感染の既往
・栄養不良
・体重減少

（腰痛診療ガイドライン二〇一九改訂第二版より）

鍼灸臨床でこのような所見が見られたら、鍼灸施術を中止し、一般的な腰痛ではない可能性が高いので病院で精密な検査を行うようにお話しします。

このように、この症状、病院に行くべきなのかどうなのか……判断するのはとても難しいものなのです。

「これって診てもらったほうがいいのかかな？」と判断に迷うということは、すでにそれなりの症状はあるということ。ですから、医師に判断を仰ぐのが正解ではないかと私は考えます。

ちなみに、「医者に聞いてもわかんないって言われた」と言って、当院の臨床に持ち込まれることも多々あります。かかりつけの鍼灸師がいるなら、そちらに相談するのも手ですよ。

第8章 とにかく謎！

もうここまでくると何がなんだか……謎の症状は思いのほか、普段の臨床に持ち込まれます。主症状とあわせて相談され、ついでに治したりするのです。

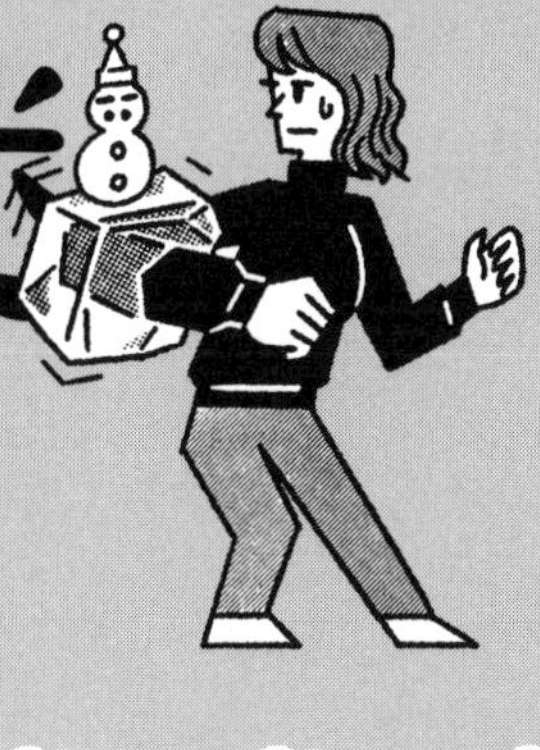

症状

左肘だけ冷えます

夏場、クーラーが効いている部屋にいることにそこまで苦手意識はないのですが、なぜかいつも左肘だけ、ピンポイントで、氷水につけているかのように冷たく感じます。

（冷乾タイプ、30代、女性）

肘や二の腕が寒いと、シニア層がよくおっしゃるのです。「年取ってくると肘が寒いのよ。半袖は寒くて着れない、夏は七分袖がいいわ」と。もっとご高齢の方になると、夏でも長袖です。手首も寒いと感じるのだそうですよ。

ですが、この相談者さんは三十代ですよね。それも、左肘だけという。両側が冷えるのなら、体の末端を温める力が足らないのだろうなと想像できるのですが、片側だけの場合、臨床ではまずはどこかで神経や血管の圧迫があるかどうかを考えます。だけど、痺れも痛みもなさそうなので、こちらの可能性は除外してもいいかなとも思います。

血管や神経の圧迫の可能性がなければ、次は東洋医学的なものの見方に移ります。肘のどちら側が寒いのか……肘の外側なら大腸経、肘の内側なら小腸経、肘の先端部分なら三焦経という経絡が通っています。ですので、このうちのどれかの経絡自体の機嫌が悪くなっていると捉えます。

経絡は体内の臓腑とつながっているのですが、おおもとである臓腑がなんらかの異常を抱えた場合は、両側の経絡に異常が発生することがほとんどです。なので、経絡自体がどこかで阻害されているのだろうと考えます。経絡が阻害される原因は伝統的に、「気」「血」「津液」のどれかが経絡上に滞っているからとされます。これを解消するのが鍼やお灸なのですよ！

しかも、経絡上の問題は経穴にこだわることなく治療することが可能です。

手の太陽小腸経、手の陽明大腸経、手の少陽三焦経のどの位置に自分が冷たく感じるポイントが含まれているかを確認して、特定できたらそのライン上のどこか、冷たく感じる場所の前後を押して探ってみましょう。極端に痛いところとか、押すと気持ちがいい場所などが見つかると思います。そこにペットボトル温灸か爪楊枝鍼を施します。

相談者さんの場合は妙に冷えるという訴えですから、おそらく気・血の流れが阻害されて冷えを感じる状態です。この場合はペットボトル温灸のほうが適応すると思います。もし、ペットボトル温灸で改善を見なかったら、爪楊枝鍼のほうを試してみましょう。片方をやってみてダメならもう片方を試すくらいの気持ちでＯＫです。

症状 母親と話すと鼻がかゆくなります

（冷乾タイプ、20代、女性）

高校生の頃から、対面でも、電話でも、母親と話すときのみ発症します。むずむずしはじめて、鼻がしだいに赤くなるぐらいかゆいです。

これはすごい症状ですね。本当に謎です。
私はまずこれを読んだ際、真っ先にお母さんとの関係性はどうなんだろうと思いました。アレルギーの症状そっくりですよね。ですから、「お母さんアレルギー」としても過言ではないと思いまして……。お母さんがアレルゲンのような働きをしてしまっていて、しかもそれが、対面でしゃべらなくても発生していますよね。

だとすると、お母さんが実際に持っているタンパク質が相談者さんに作用しているわけではなくて、お母さんとの関係性が相談者さんの体内に炎症を引き起こしているという摩《ま》訶《か》不思議な話になるのです。高校生の頃からという発症時期も書かれていますから、このあたりからお母さんに対してなんらかの心理的な軋轢があるのかな？　と思いました。

東洋医学的にみていくと、鼻に関連する症状……花粉症や風邪を引いて鼻がかゆい、鼻の奥がつまったりとか、場合によってはくしゃみと鼻水が止まらなくなるというのは、五臓の肺と大腸に関連するものだと考えます。

もう一つは、「霊枢」に、以下のように書かれています。

黄帝内経　霊枢　五色篇第四十九

庭者、首面也。
闕上者、咽喉也。
闕中者、肺也。
下極者、心也。
直下者、肝也。

肝左者、膽也。
下者、脾也。
方上者、胃也。
中央者、大腸也。
挾大腸者、腎也。
當腎者、臍也。
面王以上者、小腸也。
面王以下者、膀胱子處也。

❀現代語訳❀

額は首と顔。
眉間の上部は咽喉。
眉間は肺。
眉間の下端は心。
その直下（鼻梁《びりょう》ですね）は肝。
肝の左は胆。
その下（鼻梁の下だから鼻）は脾。

かたわらの上（鼻翼《びよく》の上のほう）は胃。

頬の中央は大腸。

大腸外側は腎。

腎の下が臍。

鼻の下の上部は小腸。

鼻の下の下部は膀胱と子宮。


　ですので、鼻のどの部位が赤くなってくるのかによって、障害されている臓腑が違ってきます。鼻梁なら肝、鼻の頭なら脾、鼻翼なら胃でしょう。

　じゃあ、どういう機序なのか……というと、皆目見当もつかないのですが、肝・脾胃のどちらかが関連していると考えたときに、感情だと、肝なら怒り、脾胃なら思い悩むことと対応します。

　どうなんでしょう、両方がごちゃっと混ざったような状態なのでしょうか。思いが溜まった上に少々の怒りで気が上逆してきて、鼻に表現されるのかな、などと考えてみました。

症状 ずっと消えない赤い痣があります

（熱乾タイプ、30代、男性）

たしか小学校六年生のときなのですが、突然、右足首の外側に赤い斑点《はんてん》（痣《あざ》？）ができました。痛くもかゆくもなく、軽く押すと消えます。まったく実害はないのですが、これはなんなのか、ずっと気になっています。

ずっとあるのですね。色は鮮やかな赤い色なのでしょうか、それとも暗赤色なのでしょうか。ですが、はてなマークがついているので、明らかに痣の色味ではないのでしょうね。また、軽く押すと消えるとのこと。おそらくなのですが、毛細血管の一部が膨れて皮膚の下に浮き上がっているものです。血管腫と言います。なので、押すと血流を阻害することになるので消えるのですよ。

とても大きくなる場合は手術で切除したりしますが、ほとんどの場合は何も手当てをしないでそのままにします。大きさも全然変わっていないのであれば、問題ないので、そのまままで大丈夫です。

東洋医学では、この血溜まりがあって、かつ、ちょっと紫色がかっているような状態でしたら「細絡《さいらく》」と呼び、血液が鬱滞して滞っている瘀血の状態だと判断して、場合によっては瀉血《しゃけつ》を試みることがあります。これを刺絡《しらく》と言います。とくに細絡がある周辺にしつこい痛みが発生しているようだと、瀉血の対象とすることが多いです。

この治療方法は法律上、鍼灸師に許可された治療方法なので、通常の鍼灸臨床で行うことが可能ですが、放出された血液の処理が大変なので簡単にはできなくなっています。私は目にしたことはないのですが、刺絡した瞬間に血が吹き出してスプラッタになったりすることがあるのだそうです。ベッドサイドがそんなことになったら除染にかかる手間が大変なことになります。

また、血液は感染性廃棄物になるので、感染性廃棄物専用ケースに入れて保管し、処理業者に頼んで廃棄しないとならないのです。血液が付着したものを洗った廃液も下水に流すことはできません。細絡を改善させる方法は他にもあります。瘀血を取り除けばいいので、軽い運動を続けてもらったり、血液の循環を改善する**三陰交・血海**にペットボトル温灸を継続してもらったり、駆瘀血剤《くおけつざい》と呼ばれる漢方を医師や薬剤師にもらうようにお願いしたりして、私は自分の治療室で刺絡を行っていないのです。

症状

太陽を見ると必ずくしゃみが出ます

（熱乾タイプ、40代、女性）

子どもの頃から、太陽を見るとくしゃみが出ます。太陽を直接見なくても、日陰から日なたに出て光が目に入ったときにも出ます。みんなそうなのかと思っていたらそうではないと知って驚きました。

これってちゃんと名前がついてるのですよ。「光くしゃみ反射」というのだそうです。私も、太陽を見上げてくしゃみが出る人たちが実際に存在してるって聞いたときに、「そんなばかな」と思ったんですけど、意外といるのですって。

その割合を調べた方がいて、全体の約二五パーセントもいるのです。私は光くしゃみ反射を持っていないのですけれども、世の中の四分の一は光を見たり、暗いところから明るいところに出たりすると、一発でくしゃみが出る反射を、遺伝子に刻みつけられているんだそうです。

でもこの反射、なんの役に立つのかはまったくわからないですよね。眩《まぶ》しいのなら、反射で目を閉じさせればいいだけの話ですよね。暗いところから明るいところに出たときだけ、くしゃみが発生する、その謎反射が人間の体の中にあるのだということだけが、今のところわかっているらしいです。

原始人が洞窟から出てきて太陽を見たら「はくしょーい」とやったところで何か良いことあるかって言われたら……なさそうですね。そんなことが遺伝子レベルで決まっているというのが、本当に謎です。

東洋医学では、くしゃみは「嚏」と書きます。

✿黄帝内経　霊枢　口問篇第二十八✿

黄帝曰、人之嚏者、何氣使然。
岐伯曰、陽氣和利、滿於心、出於鼻、故爲嚏。

✿現代語訳✿

黄帝が、くしゃみをする人はどんな気がそれをさせているのかと聞く。

岐伯は、陽気が増えて、心に満ちて、鼻に漏れてきて、くしゃみが出ますと答えた。

まあこの通りだとすると、光くしゃみ反射が出る人は、心の陽気が多い人……ということになりますね。知らんけど。

症状 マニキュアを塗ると、息が苦しくなります

（冷乾タイプ、20代、女性）

爪が呼吸をしていて、それを塞ぐからだと思っているのですが、実際そうなのでしょうか。だとすると、ネイルって害なのでしょうか。

気持ちはよくわかります。私も、マニキュアは指先が重くなるような感覚と何か塞がれるような感覚があって、手の指に塗ることができません。夏にペディキュアをするのが関

の山です。

ですが、体表面が呼吸をしているという話はほぼ嘘です。両生類、カエルなどはものすごく体表面で呼吸しているそうなのですが、我々、皮膚呼吸はほんの少ししかしていないのです。

私の親世代、現在七十代の人たちはよく知っている話で、体の表面に金色の塗料を塗りたくって踊る「金粉ショー」という謎のダンスがあったんですよ。前衛舞踏みたいなものらしいのですが。これを長時間踊ると、窒息して死ぬと言われていたのですよね。なんでも踊り子さんがこれで倒れたという話で。

その理由が皮膚呼吸ができなくなるからだと言われていたのですが、違うそうなのです。実際は、汗腺が塞がって、発汗による体温調整ができなくなり、体温が上がってしまうために倒れてしまうそうなのです。テーマパークの着ぐるみダンサーが短時間しか踊れないのと同じ理由ですね。

手先、足先は他の部位に比べて毛細血管が豊富です。これは体温調整のためにそのようになっています。毛細血管を開いて熱を逃し、体温を下げたりします。子どもの手足があったかくなると、「眠くなってきたみたいだね」と、言うでしょう？

人間は入眠する際に体温が下がるのですが、手先・足先から熱を逃すことで体温が速やかに下がり、よく寝られるようにしています。だから、眠気が発生してきたときには、手足から放熱するようになっているのです。

こういう作用がある場所にマニキュアを塗ると、放熱を妨げられたりするので不快な感じが発生し、それを息苦しさとして捉えているのではないかなあと私は思います。

「素問」には各臓器が何を司っているかが書かれています。

❀黄帝内経　素問　六節藏象論篇第九❀

帝曰、藏象何如。
岐伯曰。
心者、生之本、神之變也。其華在面、其充在血脉、爲陽中之太陽。通於夏氣。
肺者、氣之本、魄之處也。其華在毛、其充在皮、爲陽中之太陰。通於秋氣。
腎者、主蟄封藏之本、精之處也。其華在髮、其充在骨、爲陰中之少陰、通於冬氣。
肝者、罷極之本、魂之居也。

其華在爪、其充在筋、以生血氣。其味酸、其色蒼、此爲陽中之少陽。通於春氣。
脾胃大腸小腸三焦膀胱者、倉廩之本、營之居也。名曰器。能化糟粕、轉味而入出者也。
其華在唇四白、其充在肌、其味甘、其色黄、此至陰之類。通於土氣。

✿現代語訳✿

黄帝は、「臓腑が体に現す現象はなんだろう？」と問いました。

岐伯は答えました。

心は生命のおおもとで、神気の変化したものです。その華は顔面で、その充は血管にあり、陽の中の太陽です。季節では夏の気に通じます。

肺は気のおおもとで、魄《はく》（陰性のたましい）のある所です。その華は体毛で、その充は皮膚にあり、陽の中の太陰です。季節では秋の気に通じます。

腎は「おこもり」を司り気を閉じ込める臓で、精のある所です。その華は髪の毛で、その充は骨にあり、陰の中の少陰です。季節では冬の気に通じます。

肝は緊張と弛緩のおおもとで、魂（陽性のたましい）のある所です。その華は爪で、その充は筋肉にあり、血気を生じます。味は酸味、色は青で、陽の中の少陽です。季節では春の気に通じます。

脾胃大腸小腸三焦膀胱は穀物倉のようなもので、営気のある所です。なので「器」と言います。食物を消化して、味わいが体に出入りする場所です。その華は口の周りの四方の皮膚で、その充は肌にあり、味は甘み、色は黄色で、至陰をなします。土の気に通じます。

肝の気の表れが爪にあると考えられています。私は肝気が強いほうなのですが、そのために肝気の華とされる爪に何かを塗られると、肝の気の特徴である「のびやかさ」を塞がれたような感じになるのが嫌なのかな……と仮説を立てています。

症状 二十代なのに白髪があります

（熱乾タイプ、20代、女性）

まだ二十代半ばなのに、白髪が生えてきて、少しショックです。それほど多いわけではないのですが、抜いても常に何本かあります。とくに大きなストレスを抱えている、という自覚もないのですが……。

初めて私が自分に白髪が生えているのを見つけたのはたしか、小学生の頃だった気がします。びっくりしたんですよね、子どもでもこんなの生えるんだ！　と。うちの息子も同じく小学校高学年のときに初めての白髪を見つけた気がします。娘はまだ生えたことはありません。

相談者さんはそんなにたくさんではないわけですね。そういえば友人には二十代でたくさん白髪が生えてしまった若白髪の子がいました。彼が言うには単に親からの遺伝だそうです。歳をとって見えるといって、少し気にしていましたね。

白髪のメカニズムは、毛根のメラノサイトが動かなくなり、生えてくる毛髪に色素を足すことができなくなるものです。以前は白髪になった毛髪は黒く戻ることはないとされていたのですが、私はこれには疑問がありました。自分自身の白髪の中に、黒髪に戻って再度白髪になって黒髪に戻って……を繰り返していたと考えられるツートンカラーの髪を見つけたことがあるからなのです。

どうやらこの手の毛髪は、メラノサイトが死んでしまった訳ではなく休止しているだけで、活動が復活すると黒髪に戻るものなのだそうです。すべての白髪がそうではなく、二割程度はメラノサイトが休止しているだけのものであるとのこと。これを回復するには、ストレスを避け、適度な運動をし、チロシンやヨードなどメラノサイトが必要とする栄養素を摂ることです。

東洋医学的には、前項でも引用した、「素問　六節藏象論篇第九」に、

腎は「おこもり」を司り気を閉じ込める臓で、精のある所です。その華は髪の毛で、その充は骨にあり、陰の中の少陰です。季節では冬の気に通じます。

とあります。ですので、白髪になることは腎が弱っていることを示すとされています。

✿本草綱目　人部第五十二巻　人之一　乱髪✿

滑壽注云、水出高原。故腎華在髪。髪者血之餘、血者水之類也。今方家呼髪為血余、蓋本此義也。

✿現代語訳✿

滑壽《かつじゅ》の注では水は高原に出ると言います。だから腎の華は髪にあるのです。髪は血の余りで、血は水の一種です。今の治療家が髪を血余と呼ぶのは、この理由からです。

滑壽は『十四経発揮』という現代の鍼灸師が使っている経穴の書籍を著した人で、彼がさまざまな経穴に関する資料を集めてこの本を書いてくれたおかげで現在の鍼灸があります。

「髪は血余」という言葉を聞いたことがある人もいるでしょう。血は肝と関連が深いため、毛髪は肝に関連するとされます。私は学生時代、「腎の華なのに肝気の表れなのか？」と釈然としなかったのですが、血液は水の類と考えると、なるほどそうかと思いますね。

白髪や脱毛は肝や腎の異常とされ、とくに腎虚・肝血虚で発生すると考えられるため、体が弱いから早くに白髪が出るのだと悲観する人も見られます。ですが、臨床で見ていて、とくにそのような傾向はないと思います。おそらく若白髪は単なる遺伝的な理由なのでしょう。

私は出産を機にやたらに白髪が増えました。今はカラーリングしています。もっと増えたら加藤登紀子さんみたいにめっちゃ短くして、白髪パンクにしようと思っています。

症状 ときどき、金縛りになります

（冷湿タイプ、50代、女性）

数カ月に一度くらいのペースで、金縛りになります。夜中、自分では目が覚めているると感じているものの体が動かせず、人の気配がして、その人が覆いかぶさってくるような気配がしたり、部屋に誰かが入ってこようとしている感じがしたりして、なかなかこわいです。だいたいそのまま再び寝てしまい、なんとなく解消します。

私の金縛り体験を聞きたいですか？　……あれは中学二年のときでした。
夜中にパチッと目が覚めた私は、まったく体が動かないことに気づいたのです。あれ？と思った瞬間に呼吸がおかしくなり、恐ろしく息苦しい状態になりました。呼吸しようとしても、なぜか空気がなかなか肺に入ってこないのです。もがいてみようにも体はまったく動かない状態でした。そうこうしていると、ふと、遠くのほうに何かが聞こえたのです。

よせばいいのに耳を澄ましてみると、赤ん坊の泣き声でした。激しく泣いており、しかも音がだんだんと近づいてくるのです。

足元近くまで迫ってくる赤ん坊の泣き声……うわあこれは心霊体験！！　と必死で体を動かそうとしたら、あるとき、指一本だけがピクリと動いたのです。すると、一気に金縛りが解けて呼吸が入るようになり、赤ん坊の泣き声も消え失せました。

時間帯が何時頃だったか覚えていませんが、窓の外もまだ真っ暗。恐怖で眠ることもできず、とはいえ布団から出るのも怖くて何もできず。布団をひっかぶってやり過ごしていました。そのうちトイレに行きたくなってきました。とはいえ怖くて行かれません。がんばってがんばって耐えて耐えて、空が白み始めたのを確認してやっとトイレへ。

ドアを開けた瞬間……勝手に水が流れたのです。そのとき耳元で女の笑い声が聞こえました。ぎゃーっと叫びましたが、我慢の限界を超えていたため、泣きながらその水が流れているトイレで用を足したのでした。

金縛りは中途半端に体が目覚めている状態で、脳は覚醒しているけれどもボディは睡眠中で動かないというものだそうです。肉体疲労と頭脳の疲労のアンバランスがある場合に陥りやすい状況なのです。なので、私の体験の中で指一本だけが動き始めたら全身が動いたというのは……きちんと全身が睡眠から覚めたということです。

が、しかし。赤ん坊の泣き声あたりまでは半覚醒状態での脳内の幻影で説明はすむのですが、その後のトイレの水が勝手に流れ、耳元で女の笑い声が聞こえたあたりはどう考えても目は覚めていたので、いまだに合理的な説明はつけられないでいます。女の笑い声はまあ百歩譲って聞き間違いだとして、水は勝手に流れないですからね……中学校二年生当時に自動で流れるトイレは世の中に存在していなかったですし。

現代中国語では、鬼圧床とか鬼圧身というそうです。古典的には「夢魘」……夢魘ですね。英語では「nightmare」で、悪夢を見せる邪悪な存在が金縛りの原因だと考えていたようです。こんな記述がありました。

✿針灸聚英　百証賦✿

夢魘不寧、厲兌相諧於隠白。

✿現代語訳✿

夢魔で不安定になったら、厲兌《れいだ》と隠白《いんぱく》の両方の経穴を整えよう。

ということなので、**厲兌**と**隠白**にペットボトル温灸をしてみるといいかもしれません。

症状 すごいものを見ると、よだれが止まらなくなります

（冷乾タイプ、20代、女性）

絵を見たり、文章を読んだりして感動すると、たくさんよだれが湧いてきます。涙が出る、というのはよくあると思うのですが、よだれが出るのは……私だけでしょうか。

ものすごい逸品を形容するのに「マニア垂涎《すいぜん》の〇〇」なんて言葉がありますが、本当にそんな体の反応が出る人がいるのですね。知らなかったです。

よだれには二種類あるのをご存じですか。粘度の高いねばねばしたものと、さらさらと

した水様のものです。前者を唾、後者を涎と言い、「よだれ」といった場合は水様の涎のほうを指しています。

第5章の「手汗が止まりません」の項でも紹介したように、東洋医学の古典では、下記のように考えます。

✿黄帝内経　素問　宣明五気篇第二十三✿

五藏化液、心爲汗、肺爲涕、肝爲涙、脾爲涎、腎爲唾。是謂五液。

✿現代語訳✿

五臓が作る液は、心臓は汗、肺は鼻水、肝臓は涙、脾臓はよだれ、腎は唾。これを五液と呼びます。

これによれば、脾が司る液体がよだれということです。ところで相談者さんはよだれが溢れて止まらなくなるとのことなので、ひょっとしたら本当に口の端からつーっと垂れたりするのかもしれないですね。

❀黄帝内経　霊枢　口問第二十八❀

黄帝曰、人之涎下者、何氣使然。

岐伯曰、飲食者、皆入於胃。胃中有熱、則蟲動。蟲動則胃緩。胃緩則廉泉開、故涎下。補足少陰。

❀現代語訳❀

黄帝は、「よだれの出る人はなんの気がそうさせているのですか？」と言いました。

岐伯が言いました、「飲食は全部胃に入ります。胃に熱があると虫が動きます。虫が動けば、胃が緩みます。胃が緩むと唾液腺が開いて、涎が垂れます。この場合、足の少陰腎経を補います」。


このように、よだれがよく垂れる人は胃に虫があって、その虫が動くと胃が緩み、よだれが垂れるのだと書かれています。防止するには足の少陰腎経を補うといいとのこと。

蟲《むし》。寄生虫か、それともイマジナリーな虫なのかが定かではありませんが、なんらかの機構で胃が緩むとよだれが多くなって垂れるという機序なのはわかりました。

さて、残るは心の動きがどのようにこの機序を作り出すかを考えます。

「すごいもの」を見たときの心の動きを考えてみると、驚きに近いものが想定できますね。驚きや恐怖は腎を損なうとされるので、ここが原因で腎気に変動が起こって虚が発生し、腎陰が足らなくなって胃熱発生、胃が緩んでよだれが垂れる……ということでいいのかな。うん、きっとそう、たぶん！

我々東洋医学の人たちは、こんなふうに謎の症状を古典から読み解いていくのです。はい。

おわりに

本書では、「謎の症状」を扱うにあたって、東洋医学の古典をベースに考えていくことを柱にしました。よくわからない症状に対して、数千年にわたって人の体を扱ってきた中国医学の歴史が「よく効く」のです。

一見放っておいて良さそうに見えるこの症状は、いったいどうして発生しているのか、この小さな兆候が命を落とす症状につながるかどうか、を鑑別することが、大昔の医師にとってとても大切なことでした。

それはなぜかというと……命を救えない医師は殺されたから、です。

今でこそ医師は地位の高い職業ですが、大昔の中国では、医師は招聘《しょうへい》されて治療にあたることが多く、不治の病かどうかを鑑別しなければなりませんでした。そして、治せないとわかったら……夜逃げしたのです。

もしも、高貴な患者を治せず結果として死に至った場合は医師の責任が問われ、問答無用で処刑されたそうです。高度に医療が発達した現代でも救うことが難しい症例であったとしても、治せて当然、治せなければお前も死ね！　という理不尽さです。しかも、高貴な人からの招聘は断れません。呼ばれたら、行かなければならなかったのだそうです。

宮廷に仕える御殿医《ごてんい》の場合も、皇帝が亡くなった際は一時的に軟禁されたり、流罪にされたりしたようです。だから、医師は確実にそれを治せる方法を過去の医学書から手繰《たぐ》り寄せなければならなかったし、もしも治せないとわかったら、逃げ延びる準備をしなければならなかったのです。

大昔は、治すほうも命《いのち》懸《が》けだったのですよ。

ですので、私も過去の医師たちが残した膨大な資料に敬意を払い、「これを食べたらいい」「この漢方を飲んだらいい」という対症療法のみを記すのではなく、過去の症例の蓄積である古典を紐《ひも》解き、正面からガッツリ「謎の症状」に取り組みました。

本書を読んでいただくとわかるように、その患者の体質や生活習慣によって、採用する治療方法が変わってくるからなのです。

東洋医学の本質は、この症状ならこの食べ物！　漢方！　ツボ！　というお手軽なものではないことが、垣間《かいま》見えたら幸いです。

……ところで鍼灸臨床には、オカルト話が持ち込まれることもあります。こういうものに対しても、じつは我々東洋医学を専門とする者には、古典に基づいた手段で答える方法があるのですよ！

拙著『気のはなし』（ミシマ社）では広範な気を取り上げましたが、いわゆる幽霊や、もののけの類も気の一種と捉えることが可能です。外界と人間の体は一致しているとする天《てん》人合一《じんごういつ》の考え方からすると……そういう存在は、そこにないほうがいい気が固まって滞った、気鬱・気滞の一種だと捉えられるのです。

それで、人体において気鬱・気滞を解消するにはどうするかというと、香りの良いものを飲食させる、歌舞音曲で楽しませる、運動をさせる、です。ですので、この方法を応用します。

幽霊やもののけの類に「あなたたち消えてほしいから運動して！」というのもおかしな話ですから、対処方法としては、ちょっとお高めのお香を焚いたり、ある種の音楽であるお経を唱えたり、鈴を鳴らしたりするわけです。これがわりと世界共通の「お祓《はら》い」であるのが面白いところです。

なので、臨床で「あそこになんか出るんです！」という話を聞いたら、「じゃあ、ちょっと良いお値段のお香を焚いて鈴でも鳴らしてごらん」と言うのです。意外とそれでなんとかなったりします。

信じる信じないは別として、そのくらいですむなら便利でしょう？　……という、本気で言ってんのかこいつ？　と読者さんたちを混乱させることを書いて、謎を深めてから筆を置きたいと思います。

いつか幽霊とかもののけに出会うことがあったら、ぜひ、検証してみてください。

二〇二四年三月

若林理砂

本書は、「みんなのミシマガジン」（mishimaga.com）の連載「健康番長若林理砂先生のバッチコイ！」（2019年3月〜2020年7月）を加筆修正したものと、ミシマ社のオンラインイベント「この症状、『気』のせいですか？？」（2023年2月3日開催）の内容を再構成したものに、書き下ろしを加えたものです。

日本音楽著作権協会（出）
許諾第 2402760-401 号

若林理砂（わかばやし・りさ）
臨床家・鍼灸師。1976年生まれ。高校卒業後に鍼灸免許を取得。早稲田大学第二文学部卒（思想宗教系専修）。2004年にアシル治療室を開院。予約のとれない人気治療室となる。古武術を学び、現在の趣味はカポエイラとブラジリアン柔術。著書に『絶対に死ぬ私たちがこれだけは知っておきたい健康の話』『気のはなし』（ミシマ社）、『安心のペットボトル温灸』（夜間飛行）、『決定版　からだの教養12ヵ月』（晶文社）など多数。

謎の症状
心身の不思議を東洋医学からみると？

二〇二四年五月十七日　初版第一刷発行

著者　若林理砂
発行者　三島邦弘
発行所　（株）ミシマ社
郵便番号　一五二-〇〇三五
東京都目黒区自由が丘二-六-一三
電話　〇三（三七二四）五六一六
FAX　〇三（三七二四）五六一八
e-mail　hatena@mishimasha.com
URL　http://www.mishimasha.com/
振替　〇〇一六〇-一-三七二九七六
ブックデザイン　佐藤亜沙美
カバー・本文イラスト　岡野賢介
印刷・製本　（株）シナノ
組版　（有）エヴリ・シンク

ISBN978-4-911226-04-9

好評既刊

絶対に死ぬ私たちが
これだけは知っておきたい
健康の話

「寝る・食う・動く」を整える

若林理砂

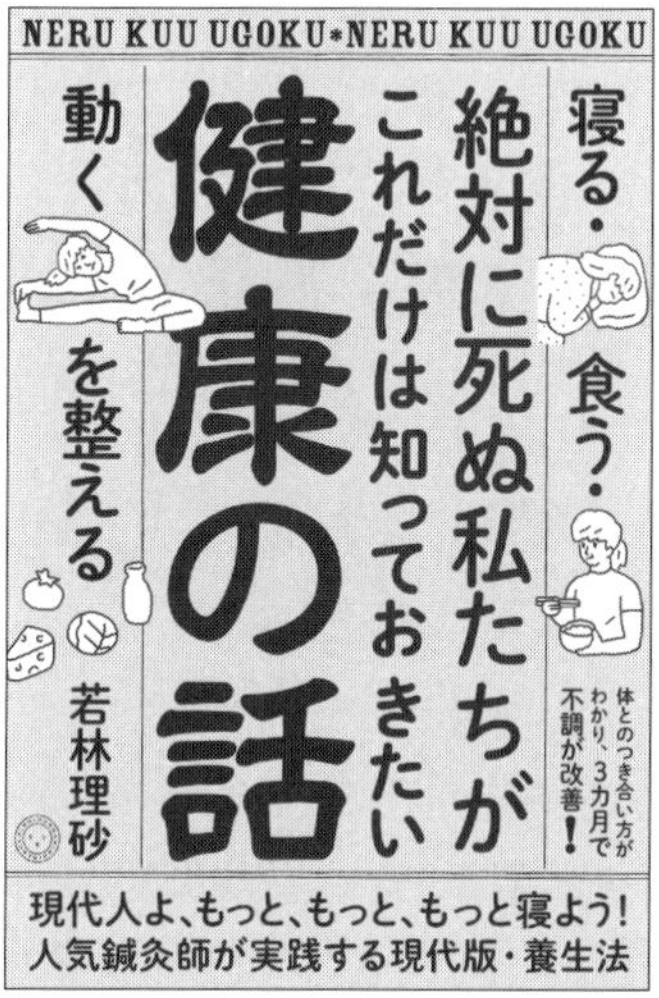

現代人よ、もっと、もっと、もっと寝よう！
体とのつき合い方がわかり、３カ月で不調が改善。
人気鍼灸師が実践する現代版・養生法

寝る時間は、３重の締め切りを設定して死守する／寝室と布団内の温度と湿度が、睡眠の質を決める／食事の半分は野菜を食べる／野菜多めの食養生が、花粉症も軽減させる／運動は、約７分のラジオ体操だけでいい／初期のインフルエンザも葛根湯で治せる…etc.／具体的なアドバイスが満載。

ISBN978-4-909394-11-8　1600円＋税

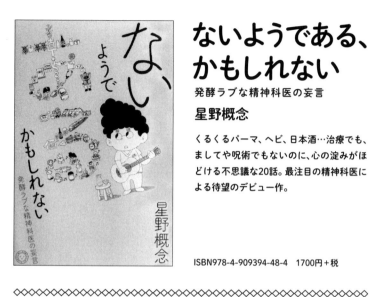

ないようである、かもしれない

発酵ラブな精神科医の妄言

星野概念

くるくるパーマ、ヘビ、日本酒…治療でも、ましてや呪術でもないのに、心の淀みがほどける不思議な20話。最注目の精神科医による待望のデビュー作。

ISBN978-4-909394-48-4　1700円＋税

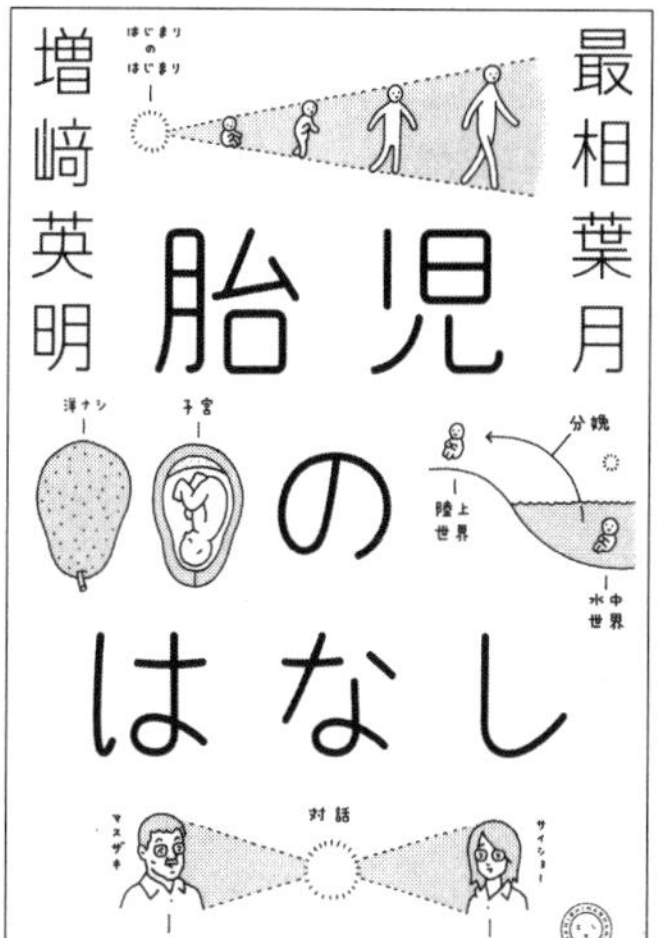

胎児のはなし

最相葉月、増﨑英明

経験していない人はいない。なのに、誰も知らない「赤ん坊になる前」のこと。出産経験のある人も、ない人も、男性も——読んで楽しくて、ためになる！

ISBN978-4-909394-17-0　1900円＋税

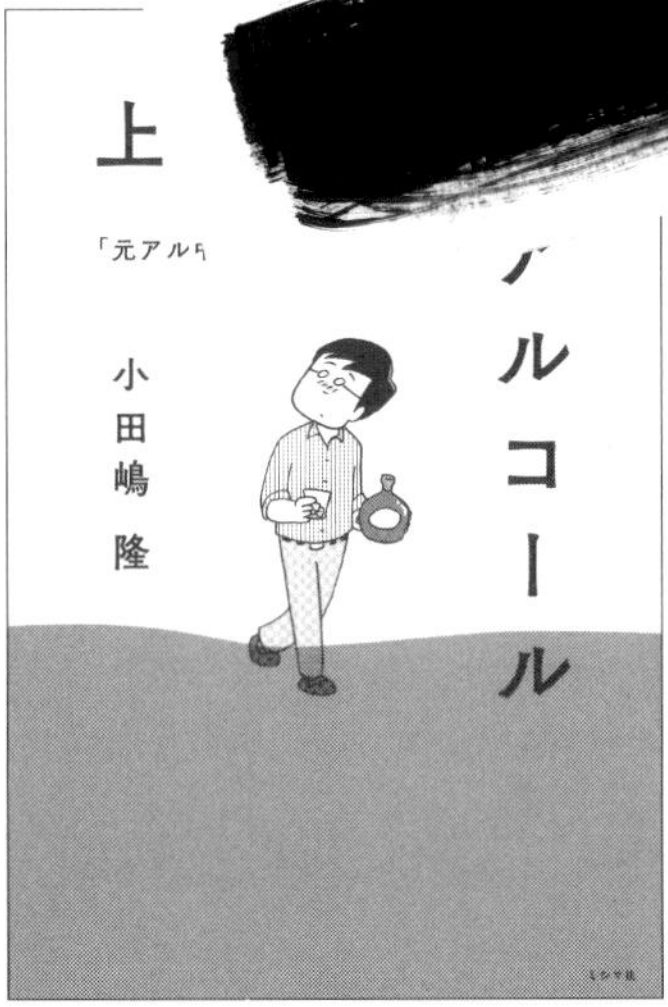

[redacted]向いて
[redacted]ルコール

「元アル中」コラムニストの告白

小田嶋隆

「50で人格崩壊、60で死ぬ」。医者から宣告を受けて20年…なぜ、オレだけが脱け出せたのか？ 壮絶！なのに抱腹絶倒。何かに依存しているすべての人へ。

ISBN978-4-909394-03-3　1500円＋税

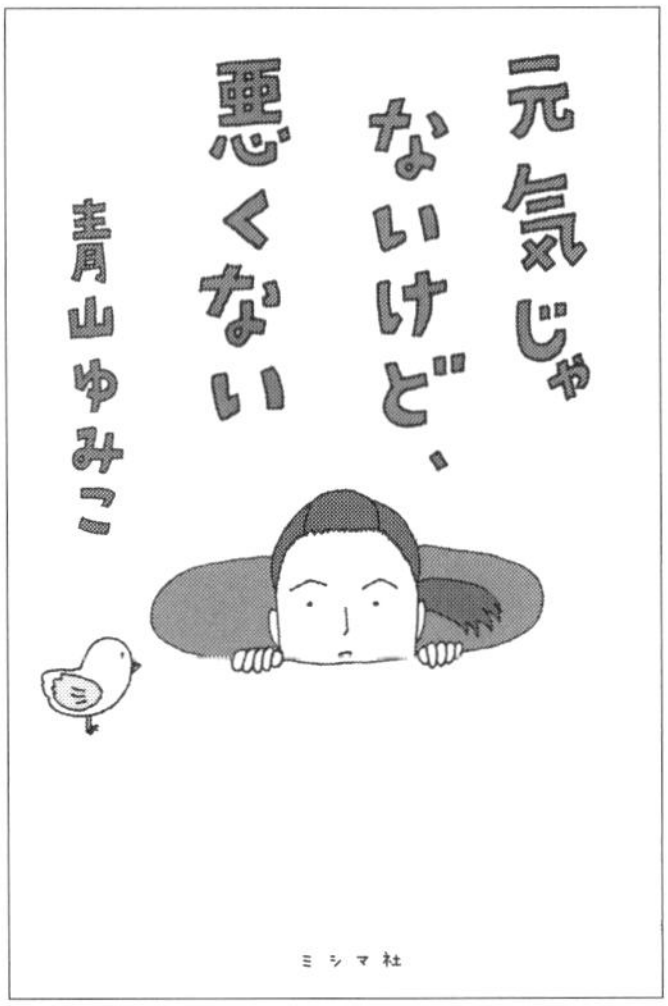

元気じゃないけど、悪くない

青山ゆみこ

50歳の急カーブ、愛猫との別れ、不安障害、めまい、酒や家族との関係…わけのわからない不調のどん底から、リハビリが始まった──。

ISBN978-4-911226-02-5　1900円＋税